U0198287

健康医疗馆 ONE

 **新版** 头部·手部·躯干
按摩除百病

膳书堂文化◎编

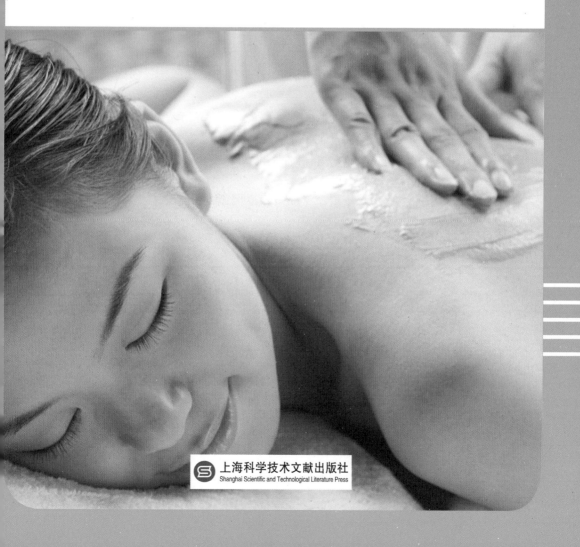

上海科学技术文献出版社
Shanghai Scientific and Technological Literature Press

图书在版编目（CIP）数据

新版头部·手部·躯干按摩除百病／膳书堂文化编．
—上海：上海科学技术文献出版社，2017
（健康医疗馆）
ISBN 978-7-5439-7450-0

Ⅰ.①新… Ⅱ.①膳… Ⅲ.①按摩疗法（中医）
Ⅳ.① R244.1

中国版本图书馆 CIP 数据核字（2017）第 126263 号

责任编辑：张　树　李　莺
助理编辑：杨怡君

新版头部·手部·躯干按摩除百病

膳书堂文化　编

*

上海科学技术文献出版社出版发行
（上海市长乐路 746 号 邮政编码 200040）
全 国 新 华 书 店 经 销
四川省南方印务有限公司印刷

*

开本 700×1000　1/16　印张 9　字数 180 000
2017 年 7 月第 1 版　2017 年 7 月第 1 次印刷
ISBN 978-7-5439-7450-0
定价：29.80 元
http://www.sstlp.com

按摩早在秦汉时期的《黄帝内经》中就有记载，后经历朝发展，尤其是唐、宋、元、明、清朝的起起落落而走到现在，期间曾繁盛过，也受过冲击，但是无论怎样，其学术体系在发展中得到了不断地丰富和完善。在历史上，东汉名医张仲景、唐朝医药大家孙思邈都是按摩疗法的极力推崇者，他们把珍贵的经验总结写入了书中，成为按摩养生治病的重要依据。现在，由于人们对药物不良反应有了认识，所以对无药而愈的自然疗法——按摩疗法开始逐渐重视起来。

作为中医的重要组成部分，按摩是用手在人体的一定部位上推、按、捏、揉等，以促进血液循环，增加人体抵抗力，调整神经系统。按摩可广泛适用于骨伤科、内科、外科、儿科、妇科、五官科的多种疾病，且对生活中常见的疾病效果最佳。除了治疗疾病以外，按摩还可以缓解疲劳、保健强身、延缓衰老。更重要的是，按摩疗法简单易行，不需要任何特殊设备，经济实惠，适合各个年龄段人群采用，而且很多种按摩手法都可以独自完成。

正是因为按摩疗法的诸多优势，

我们特别编撰了本书。书中运用通俗易懂的语言，深入浅出地介绍了保健按摩的作用机制和常见疾病的家庭按摩疗法，并配以大量图片使读者更直观更明了地学习和掌握各种按摩技巧，手把手地教授通过头部、手部和躯干部来诊断和治疗各种常见疾病。衷心希望读者通过阅读本书的指导方法，可以足不出户防治疾病，重获健康新生。

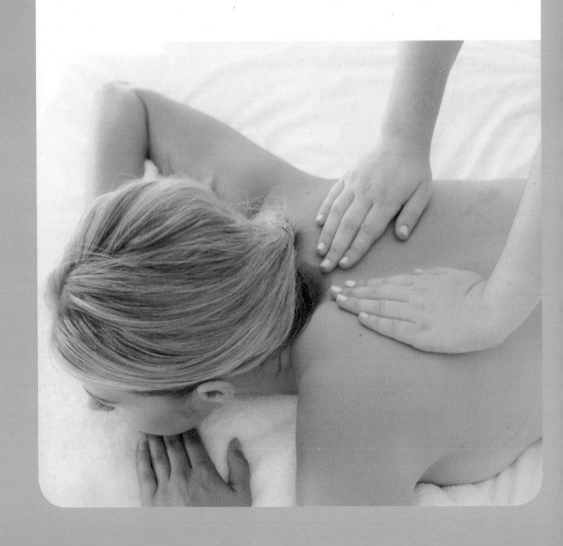

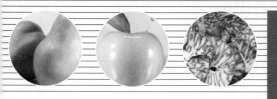

目 录
Contents

Part 1 上篇 头 部　　　　　1

　　头部是"诸阳之会""清净之府"，按摩头部可以疏通经络、清醒头脑、增强记忆，同时还能防治感冒及神经性头痛等疾病，即对控制和调节人体的生命活动具有极其重要的作用。而且，在所有按摩中，头部按摩是最重要的，因为现在大多数人都处于身体亚健康状态，而头部按摩对于由此出现的脑疲劳、头痛和视力下降等症状效果最佳。

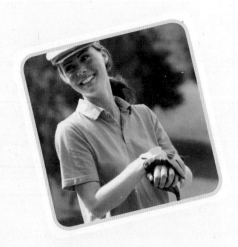
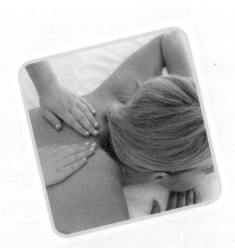

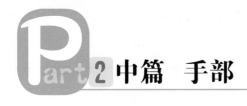

手部作为人体中最关键的部位之一，上面分布着许多穴位，如劳宫穴、鱼际穴、合谷穴、神门穴、少府穴等。这些穴位是人体经络的起点，对应着身体的不同器官，可以反映全身五脏六腑的健康状况。经常按摩不但可以强身健体，还能起到治疗疾病的作用。再者，手部按摩便捷实用，可以经常做，适合每一个人。

Contents 目 录

躯干部是人体至关重要的部位，它支撑着人体的上身，连接着头部、四肢，并保护着体内的五脏六腑。躯干部是人体器官的聚集地，所以许多疾病都可以通过调节躯干部各个穴位来进行防治。从某种意义上说，常按摩躯干部的相应穴位可以对人体起到保健作用，而躯干部的健康与否直接影响着人体的生命活动。

Contents　目录

P 1 上篇 头 部

头部是"诸阳之会""清净之府"，按摩头部可以疏通经络、清醒头脑、增强记忆，同时还能防治感冒及神经性头痛等疾病，即对控制和调节人体的生命活动具有极其重要的作用。而且，在所有按摩中，头部按摩是最重要的，因为现在大多数人都处于身体亚健康状态，而头部按摩对于由此出现的脑疲劳、头痛和视力下降等症状效果最佳。

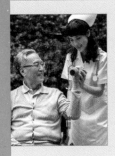
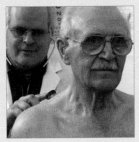
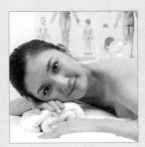
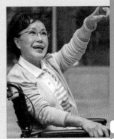

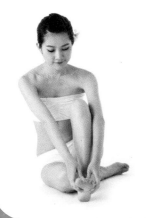

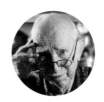

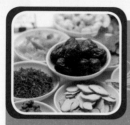

头部疾病的家庭常用疗法

头部分布着很多重要穴位，所以经常按摩头部，对身体可以起到保健的作用。有时候，如果穴位准确，按摩手法正确，还可以达到防治疾病的效果。

头部按摩法

给人按摩应注意什么

按摩因不需任何器械，简单易学，且功效神奇，故每每为许多家庭中有心者所习练，但应注意以下几点：

（1）只需露出进行按摩的部位，其余部分应遮盖保暖，以免着凉。

（2）患者体位要得当，使推拿部位舒适放松。

（3）按摩前要修剪指甲，以免损伤皮肤；在冬天则应先将手弄暖和，以免手冷引起患者肌肉紧张，影响效果。

（4）按摩时应嘱患者放松肌肉，取准穴位，手法用力得当，由轻到重，既柔和均匀且有持久力。给小儿按摩，手法更要轻柔缓和，不宜过分用力，无论按摩成人或小儿都要观察患者神态，不要让患者感到疼痛难受。

自我按摩要注意些什么

自我按摩，既可以强身防病，又可以治疗疾病，且患者自身就可施行，因而受到大批患者，特别是中老年人的青睐，但在自我按摩时一定要注意以下几点：

（1）身心放松。按摩时除要集中精力外，还要做到心平气和，全身放松。

（2）取穴准确。因自我按摩主要依靠刺激穴位来疏通经络，流畅血脉，从而达到健身、治病的目的。所以，只有取穴准确，疗效才好。

（3）用力恰当。用力的大小，应以有一定的酸、麻、胀感为度，用力过小，不能起到应有的刺激作用，用力过大，既易疲劳，也易擦伤皮肤或引起不良反应。

（4）循序渐进。按摩的穴位和次数，都应由少渐多，最初的用力也应适当轻些。

（5）持之以恒。无论用按摩来

保健或治疗慢性病，都不能急功近利，持之以恒才会逐渐显示出效果来，故应具有信心、耐心和恒心。

哪些病症禁用按摩疗法

按摩虽然有着广泛的适应证，但也不能包治百病，也有一些疾病不宜于应用按摩治疗。

（1）凡患有流行性感冒、乙型脑炎、白喉、痢疾及其他急性传染病的人。

（2）患有急性炎症的患者，例如：急性化脓性扁桃体炎、肺炎、急性阑尾炎、急性风湿性关节炎、急性类风湿关节炎等。

（3）结核患者不能按摩治疗，例如：四肢关节结核、脊椎结核等。

（4）有严重的内脏疾病，例如：严重心脏病、肝硬化、肾病综合征及严重肺心病患者，也不宜按摩。

（5）癌症，恶性贫血，久病体弱而极度消瘦者，禁用推拿疗法。

（6）皮肤常有淤斑的血小板减少性紫癜或过敏性紫癜患者，皮肤容易出血的血友患者。

（7）患有严重皮肤病的患者不能按摩。

（8）月经期、怀孕期的女患者不能按摩。

推拿的基本手法有哪些

手法是推拿治病的主要手段，其熟练程度及如何适当地运用手法，对治疗效果有直接的影响。

手法要求持久、有力、均匀、柔和。"持久"即指手法能按要求持续运用一定时间；而"有力"是指手法必须具有一定的力量，这种力量应根据患者体质、病症、部位等不同情况而增减；所谓"均匀"，是指手法动作要有节奏性，速度不能忽快忽慢，压力不能时轻时重；而所说的"柔和"，是指手法要轻而不浮，重而不滞，用力不可生硬粗暴或用蛮力，变换动作要自然。

（1）一指禅推法：用大拇指指端或指腹及偏峰着力于一定部位或穴位上，腕部放松，沉肩、垂肘、悬腕、肘关节略低于手腕，以肘部为支点，前臂作主动摆动，带动腕部摆动和拇指关节作屈伸活动，压力、频率、摆动幅度要均匀，动作要灵活，频率每分钟 120 ~ 160 次。

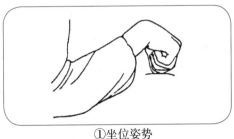

①坐位姿势

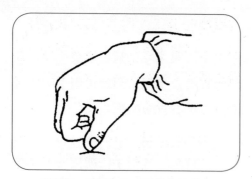

②悬腕、手握空拳、拇指自然着力

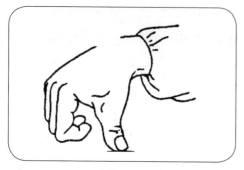

③腕部向外摆动

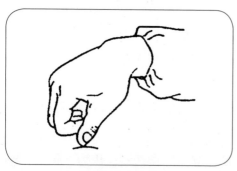

④腕部向内摆动

本法常用于头面、胸腹及四肢等处。对头痛、眩晕、偏瘫等疾患常用此法治疗。

（2）揉法：又分指揉和掌揉两种。

指揉：用手指指腹吸定患处，腕部放松，以肘为支点，前臂作主动摆动，带动腕和掌指作轻柔缓和的摆动。

掌揉：用手掌掌根吸定患处，腕部放松，以肘为支点，前臂主动摆动，带动腕部作轻柔缓和的摆动。

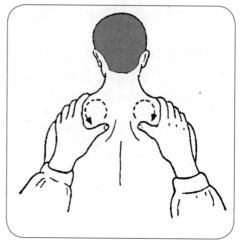

指揉法

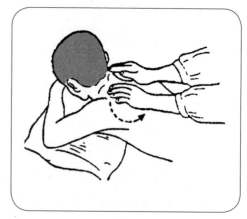

掌揉法

本法操作时压力要轻柔，动作协调有节律，速度每分钟120～160次。

（3）摩法：又分为掌摩和指摩两种：

掌摩：用掌面附着于患处，以腕为中心，连同前臂作节律性环旋运动。

指摩：是用食、中、无名指指腹吸附于患处，以腕为中心，连同掌指作节律性的环旋运动。

与手接近相平，手指自然伸开，整个指掌要贴附于患处，以肩为支点，上臂主动带动手掌作前后或上下往返移

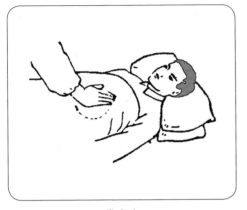

掌摩法

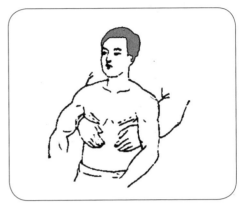

掌擦法

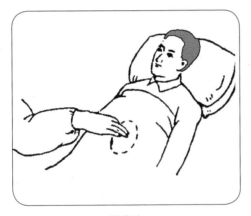

指摩法

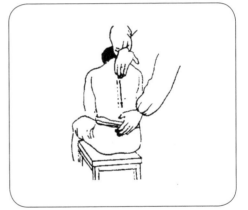

②小鱼际擦法

本法操作时肘关节自然屈曲，腕部放松，指掌自然伸直，动作要缓和而协调，频率每分钟120次左右。

本法刺激轻柔缓和，可用来治疗眩晕、偏头痛、三叉神经痛、偏瘫等。

（4）擦法：用手掌的大鱼际、掌根或小鱼际附于患处，进行直线来回摩擦，操作时腕关节伸直，使前臂

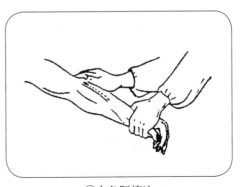

③大鱼际擦法

动，频率每分钟100～120次。

本法是一种柔和温热的刺激，常用于治疗眩晕、牙痛、颈椎病、落枕等病症。

（5）推法：用指、掌或肘着力于患处，进行单方向的直线移动。操作时要紧贴体表，用力要稳，速度缓慢而均匀，可在人体各部位使用。

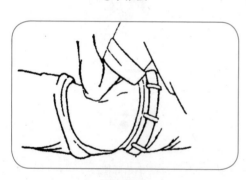

①掌推法

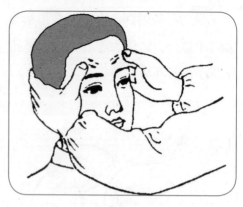

②抹法

（7）振法：用手指或手掌着力于患处，前臂和手部的肌肉强力地静止性用力，产生振颤动作，操作时力量要集中于指端或手掌上，振动频率较高，着力稍重。

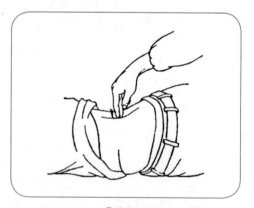

①指振法

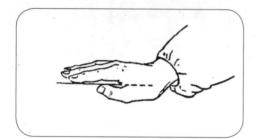

②肘推法

（6）抹法：用单手或双手的拇指指腹紧贴皮肤，做上下或左右往返移动，称为抹法。操作时要轻而不浮，重而不滞。

本法常用于头面及颈项部，对头晕、头痛及颈项强痛等症常用本法作配合治疗。

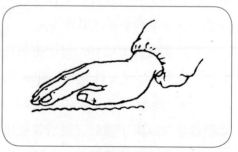

②掌振法

本法一般常用单手操作，也可双手同时操作，适用于全身各部位和穴位。

（8）按法：用拇指端或指腹压体表叫指按法。用单掌或双掌，也可双掌重叠按压体表，称掌按法。操作时着力部位要紧贴体表，不可移动，用力要由轻而重，不可用暴力猛然按压。

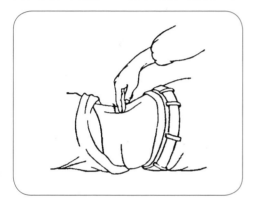

①指振法

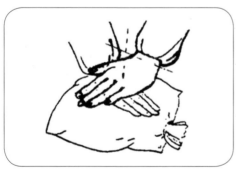

②指按法

按法常与揉法结合应用，组成揉按复合手法。指按法适用于全身各部穴位，掌按法常用于头痛、眩晕、三叉神经痛、偏瘫、脱发等病症的治疗。

（9）点法：有拇点法和屈指点

法两种。

拇点法即用拇指端点压体表。屈指点法有屈拇指，用拇指指间关节外侧点压体表；或屈食指，用食指近侧指间关节点压体表。

本法刺激性很强，常用于治疗落枕、颈椎病、牙痛等病症。

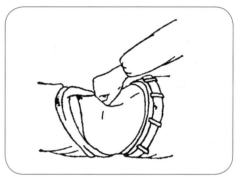

①屈拇指点

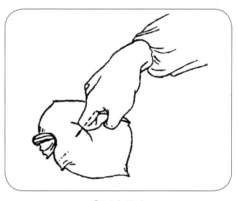

②屈食指点

（10）捏法：有三指捏和五指捏两种。

三指捏是用大拇指与食、中两指夹住肢体，相对用力挤压；五指捏是用大拇指与其余四指夹住肢体，相对用力挤压。

适用于头部、颈项部、四肢及背脊等处。

（11）拿法：用大拇指和食、中两指，或用大拇指和其余四指作相对用力，在一定的部位和穴位上进行节律性地提捏，用力要由轻而重，动作和缓有连贯性。

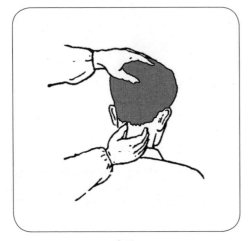

拿法

常配合其他手法使用于颈项、肩部和四肢等部位。

（12）捻法：用拇、食二指指腹捏住一定部位，两指相对作搓揉动作，操作时动作要灵活，快速。

本法适用于落枕、颈椎病等病症的治疗。

（13）弹法：用一手指的指腹紧压住另一手的指甲，用力弹击，连续弹击患处，每分钟弹击120～160次。

本法可适用于全身各部，尤以头面、颈项部最为常用，对项背部僵硬、

头痛等症，可用本法治疗。

（14）颈项部摇法：用一手扶住患者头顶后部，另一手托住下颏，作左右环转摇动。

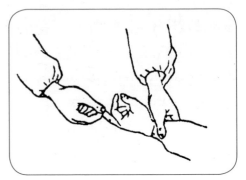

捻法

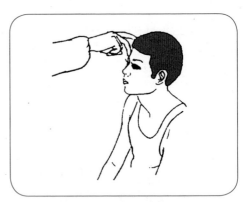

弹法

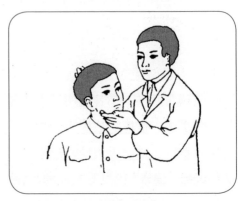

颈项部摇摆法

（15）颈项部扳法：有两种方法

颈项部斜扳法：患者头部略向前屈，术者一手抵住患者头侧后部，另一手托住对侧下颏部，使头向一侧旋转至最大限度时，两手同时用力作相反方向的扳动。

旋转定位扳法：患者坐位，颈前屈到某一需要的角度后，术者在其背后，用一肘部托住其下颌部，手则扶住其枕部，另一手扶住患者肩部，托扶其头的手用力，先作颈项部向上牵引，同时把患者头部作被动向患侧旋转至最大限度后，再作扳法。

（16）头颈部拔伸法：患者正坐，术者站在患者背后，用双手拇指顶在枕骨下方，掌根托住两侧下颌角下方，并用两前臂压住患者双肩，两手用力向上，两前臂下压，同时作相反方向用力。

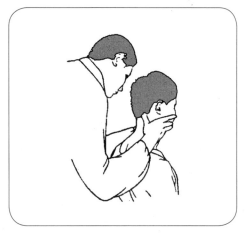

头颈部拔伸法

常用穴位

（1）头面部常用穴位

①百会

〔取穴〕正坐，在头顶正中，前发际 5 寸或两耳尖连线与头顶正中的交点处取穴。

〔主治〕头痛，眩晕，昏厥，脱肛，子宫脱垂。

〔按摩法〕按、揉、一指禅推法。

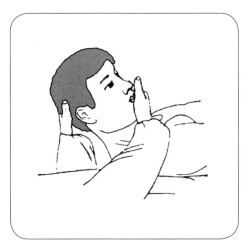

颈项部旋转定位扳法

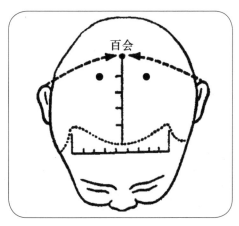

头部常用穴位

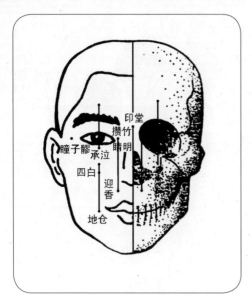

面部常用穴位

〔主治〕近视，远视，结膜炎，青光眼，视神经萎缩等。

〔按摩法〕按、揉、一指禅推法。

⑤四白

〔取穴〕正坐或仰卧，承泣穴直下3分，当眶下孔凹陷处取穴。

〔主治〕面瘫，三叉神经痛，近视，鼻炎。

〔按摩法〕按、揉、一指禅推。

②印堂

〔取穴〕仰靠或仰卧，两眉内侧端之间取穴。

〔主治〕头痛，神经衰弱，眩晕，小儿惊风，鼻炎。

〔按摩法〕抹、按、揉、一指禅推法。

③攒竹

〔取穴〕仰靠或仰卧，两眉内侧端，当内眦角直上方取穴。

〔主治〕头痛，三叉神经痛，面瘫，近视，青光眼，结膜炎等。

〔按摩法〕一指禅推、按、揉。

④承泣

〔取穴〕正坐或仰卧，正视，于瞳孔直下方，当眶下缘与眼球之间取穴。

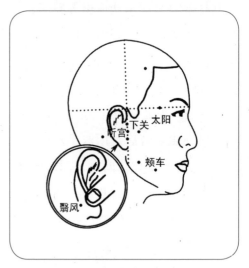

头面部常用穴位

⑥地仓

〔取穴〕正坐或仰卧，承泣穴直下，在口角旁约一横指处取穴。

〔主治〕面瘫，小儿流涎，三叉神经痛。

〔按摩法〕一指禅推、按、揉。

⑦睛明

〔取穴〕仰卧、闭目，眼内眦的上方0.1寸处取穴。

10

〔主治〕各种眼疾。

〔按摩法〕一指禅、按。

⑧迎香

〔取穴〕仰靠或仰卧，鼻翼外缘中点与鼻唇沟之间取穴。

〔主治〕慢性鼻炎，鼻窦炎，面瘫，三叉神经痛，胆道蛔虫症。

〔按摩法〕捏、按、揉、一指禅推。

⑨水沟（人中）

〔取穴〕正坐或仰卧，在鼻下人中沟上 1/3 与下 2/3 交界处取穴。

〔主治〕休克，中暑，呼吸衰竭，精神病，落枕。

〔按摩法〕掐法。

⑩瞳子髎

〔取穴〕正坐或仰卧，在眼外眦上 0.5 寸，眼眶骨外缘凹陷处取穴。

〔主治〕近视，偏头痛，结膜炎。

〔按摩法〕按、揉等法。

⑪太阳

〔取穴〕正坐或仰卧，眉梢与外眦连线中点，向后约 1 寸的凹陷处取穴。

〔主治〕头痛，头晕，急性结膜炎，牙痛，面瘫，视神经萎缩。

〔按摩法〕按、揉、抹、一指禅推。

⑫听宫

〔取穴〕正坐或侧卧，耳屏中点与下颌关节之间，张口凹陷处取穴。

〔主治〕耳聋，耳鸣，中耳炎。

⑬下关

〔取穴〕侧头或正头，耳屏前约一横指，颧骨弓与下颌切迹形成的凹陷处，闭嘴取穴。

〔主治〕牙痛，下颌关节炎，三叉神经痛，耳聋。

〔按摩法〕一指禅推、按、揉。

⑭翳风

〔取穴〕正坐，耳垂后，下颌角与乳突之间取穴。

〔主治〕耳聋，耳鸣，中耳炎，腮腺炎，面瘫等。

〔按摩法〕一指禅推、按、揉。

⑮颊车

〔取穴〕正坐或仰卧，下颌角前上方约一横指，当咬紧牙齿时咬肌隆起高点处取穴。

〔主治〕牙痛，三叉神经痛，腮腺炎，面瘫。

〔按摩法〕一指禅推、按、揉。

（2）项部常用穴位

①风池

〔取穴〕正坐或俯卧，枕骨粗隆直下凹陷处与乳突之间，当斜方肌和胸锁乳突肌上端之间取穴。

〔主治〕感冒，头痛，失眠，眩晕，高血压，鼻炎，耳鸣，耳聋，脑部疾患等。

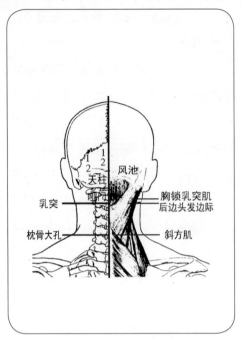

项部常用穴位

〔按摩法〕一指禅推、按、揉。

②哑门

〔取穴〕正坐低头，项后正中，第一、二颈椎之间，后发际上5分凹陷中取穴。

〔主治〕癫痫，癔病，中风后遗症，脑震荡后遗症，慢性咽炎，聋哑，呕吐。

〔按摩法〕一指禅推、按、揉。

③天柱

〔取穴〕正坐低头，哑门穴旁开13寸，当斜方肌外缘取穴。

〔主治〕后头痛，落枕，项肌痛，慢性咽炎，喉炎。

〔按摩法〕一指禅推、按、拿。

• ▶ 如何确定穴位的位置

（1）骨度分寸定位法：

即将人体的某一部分折作一定的相等份数，然后确定穴位在几等份的地方。如取间使穴，可将腕横纹至肘横纹分为两个等份，再将近腕的一等份又划分为两个等份，这样，腕上三寸的间使穴便可迅速而准确地定位。

（2）手指同身寸取穴法：

就是以患者的手指为标准来定取穴位的方法，因各人手指的长度和宽度与其他部位有着一定的比例，所以，可以用患者本身的手指来测量定穴，术者也可根据患者的高矮胖瘦做出伸缩，可用自己的手指来测定穴位，例如：以中指的第二节两头横纹间的距离作为一寸，这就叫中指同身寸法；令患者将食、中、无名、小指并拢，以中指中节横纹处为准，四指横量作为三寸，即为横指同身寸法等。

（3）简便取穴法：

是一种简便易行的方法，如垂手中指指端到风市，两手虎口自然平直交叉，在食指端到达处即为列缺等。

（4）自然标志取穴法：

如两乳中间为膻中，握拳在掌后横纹头前后溪等。

耳穴压迫法

您熟悉耳郭表面的解剖吗

为了便于更好地掌握耳针穴位的部位，必须熟悉耳郭的解剖名称。

耳轮：耳郭最外缘的卷曲部分，其深入至耳腔内的横行突起部分叫"耳轮脚"，耳轮后上方稍突起处叫"耳轮结节"，耳轮与耳垂的交界处叫"耳轮尾"。

对耳轮：在耳轮的内侧，与耳轮相对的隆起部，又叫对耳轮体，其上方有两分叉，其上分叉的一支叫"对耳轮上脚"，而下分叉的一支叫"对耳轮下脚"。

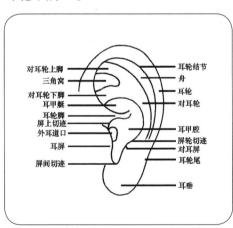

耳郭表面解剖

三角窝：对耳轮上脚和下脚之间的三角形凹窝。

耳舟：耳轮与对耳轮之间的凹沟，又称舟状窝。

耳屏：指耳郭前面瓣状突起部，又叫耳珠。

屏上切迹：耳屏上缘与耳轮脚之间的凹陷。

对耳屏：对耳轮下方与耳屏相对的隆起部。

屏间切迹：耳屏与对耳屏之间的凹陷。

屏轮切迹：对耳屏与对耳轮之间稍凹陷处。

耳垂：耳郭最下部，无软骨的皮垂。

耳甲艇：耳轮脚以上的耳腔部分。

耳甲腔：耳轮脚以下的耳腔部分。

外耳道开口：在耳甲腔内的孔穹。

耳穴的分布规律

耳穴在耳郭的分布有一定的规律，一般来说，耳穴的分布很像一个倒置的胎儿，头部朝下，臀部朝上，其分布规律是：与头面部相应的穴位在耳垂或耳垂邻近；与上肢相应的穴位在耳舟；与躯干和下肢相应的穴位在对耳轮和对耳轮上、下脚；与内脏相应的穴位多集中在耳甲艇和耳甲腔；消化道在耳轮脚周围环形排列。其分布情况如下图：

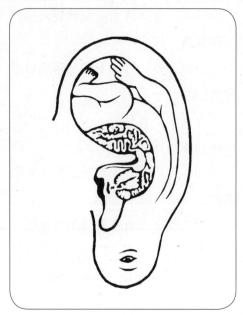

耳穴形象分布示意图

◆ 如何选择耳针的针具

既名为耳针，当然针是必不可少的，当前医学上常用的有毫针、耳毫针、撳针、颗粒式皮内针、环疗皮内针、三棱针六种。但这些都不是此章所要介绍的。确切地说，所谓的耳针，应叫做耳穴压迫法。它是用手指、绿豆、人丹、油菜籽、高粱米、小麦粒、王不留行籽等物，对耳穴进行持续压迫刺激，以此来治疗疾病的方法，因其简单易学，操作简便，针具又随处可觅，因此特别适合家庭应用。

◆ 耳穴按摩的适应证

耳穴按摩在临床上所治疗的疾病很广，不仅用于治疗许多功能性疾病，而且对一部分器质性疾病，也有一定的疗效。耳穴按摩的适应症举例如下：

（1）各种疼痛性病症：如头痛、偏头痛、三叉神经痛、肋间神经痛、坐骨神经痛等神经性疼痛；扭伤、挫伤、落枕等外伤性疼痛；五官、颅脑、胸腹、四肢各种外科手术后所产生的伤口痛；麻醉后的头痛、腰痛等；手术后遗痛及带状疱疹引起的疼痛均有较好的止痛作用。

（2）各种炎症性病症：如急性结合膜炎、中耳炎、牙周炎、咽喉炎、扁桃体炎、腮腺炎、气管炎、肠炎、盆腔炎、风湿性关节炎、面神经炎、末梢神经炎等有一定的消炎止痛功效。

（3）一些功能紊乱性病症：如眩晕症、心律失常、高血压、多汗症、肠功能紊乱、月经不调、遗尿、神经衰弱、癔症等具有良性调整作用，促进病症的缓解和痊愈。

（4）变态反应性病症：如过敏性鼻炎、哮喘、过敏性结肠炎、荨麻疹等有消炎、脱敏、改善免疫功能的作用。

（5）内分泌代谢性病症：如单纯性甲状腺肿、甲状腺功能亢进、绝经期综合征等，按摩耳穴有改善症状、减少药量等辅助治疗作用。

（6）一部分传染性病症：如菌痢、疟疾、青年扁平疣等，按摩耳穴能恢复和提高机体的免疫防御功能，以加速疾病的治愈。

（7）各种慢性病症：如腰腿痛、肩周炎、消化不良、肢体麻木等，按摩耳穴可以改善症状，减轻痛苦。

耳穴按摩除适用于上述病症外，还可用于妇产科方面，如催产、催乳等。也能用于预防感冒、晕车、晕船，以及预防和处理输血、输液反应。还可用于戒烟、减肥。国外还用于戒毒等。

● 耳穴按摩的操作方法

在采取耳穴按摩时，首先要在耳部寻找刺激点，即疾病在耳部反应的压痛点。最常用最简便的耳穴压痛点探查方法，即是用针灸针的柄或火柴棒等以均匀的压力，在与疾病相应的耳郭部从周围逐渐向中心探压；或自上而下，自外而内对整个耳郭进行普查，耐心寻找。当压迫痛点时，患者会有皱眉、眨眼、呼痛或躲闪等反应。另外，也应告诉患者，在探查压痛点时要注意比较哪一点最敏感，要及时反应，以便找准穴位。再根据压痛点（敏感点）所代表的脏腑学说及解剖生理的对应部位进行分析，如肺区出现压痛，可能是肺病、大肠病、皮肤病的表现。探查手法必须轻、慢、均匀。少数患者一时测不到压痛点，可用手指按摩一下该区域，尔后再测。或者在对侧耳郭反应区探查，如仍无压痛点，可休息片刻再测，如反复探查无明显压痛，一般可按病症选穴法选穴治疗。

测查到压痛点或选择好穴位后，耳穴按摩时，我们通常通过两种方式来进行：一种是通过在耳穴压药籽，然后揉压药籽作用于耳穴达到治疗疾病的目的；一种是使用推拿手法进行自身耳郭耳穴保健推拿和术者耳穴治疗推拿按摩法。

（1）耳穴贴压药籽法：此法又称耳压法，简便易行，安全，适应症广，奏效迅速。通常选用的药物种子有王不留行籽、绿豆、赤小豆、急性子、白芥子、莱菔子、六神丸等。另需准备胶布、剪刀、镊子等。将胶布剪成0.5厘米 ×0.5厘米的小方块，将药籽贴附在胶布中央，逐块排列在玻璃培养皿中，供治疗时取用。

在耳郭上先寻找压痛点，结合临床症状进行辩证分析、选穴。然后，耳郭75%酒精消毒，左手托住耳郭，右手用止血钳将粘有药籽的胶布取下，对准穴位贴压。每次选 3～5 穴，贴压后，用手指轻压穴位1~2分钟，必要时取双耳穴进行贴压。3~5日换贴1次，5次为1个疗程，每个疗程间休息1周。

注意事项：夏天因易出汗，贴压穴位不宜过多，时间不宜过长，以防胶布潮湿造成皮肤感染。个别患者可能对胶布过敏，局部出现粟粒样丘疹，伴有痒感，可以将胶布取下，休息3~5日后再贴。必要时加贴肾上腺穴，或服扑尔敏。耳郭有炎症或冻疮者不宜用贴压治疗。

（2）自身耳郭穴位推拿按摩：全耳郭按摩，分区和穴位点按摩。轻按压时，用鼻呼气，轻提起时，用鼻吸气。按摩时采取坐位或立位，全身放松，两脚与肩平宽。每日清晨1次，或早、晚各1次。

（3）术者耳郭耳穴推拿按摩：医者使用按、摩、揉、搓、捏、点、掐等手法直接作用于患者的耳郭耳穴上。一般常用3种方法：揉按法、点按法、掐按法。

①揉按法：患者坐位或卧位。术者后手拇、食指掌面对准穴点，揉按1~2分钟，指力由轻到重，局部有热胀、舒适感为宜。每日揉按1~3次，每日或隔日1次。对体弱者手法要轻；对体壮者手法要重。对幼儿揉按耳垂

区的方法为：揉按8~9次，二指放开似摘果状，反复揉按5~6次。

②点按法：患者坐位或卧位。术者右手食指或中指尖掌面，对准穴位，点按2~3分钟，指力由轻到重，局部有胀痛感为宜。对体弱者，点按手法要轻；对体壮者，点按手法要重。会气功者可结合气功点穴。

③掐按法：患者坐位或卧位。术者右手食指对耳郭腹部穴位点，进行掐按，由轻到重，用力要均匀。对体弱者掐按手法要轻，对体壮者掐按手法要重。每次掐按1~3穴，每日2~3次，5~10次为1个疗程。此法治疗一切疼痛病症，并用于急救或晕针。

注意事项：耳郭有湿疹、破溃，不宜按摩。孕妇不宜用耳穴掐按法。按摩3~5次无效，可选用其他方法治疗。

◆ 耳针常用穴位

（1）耳舟部有哪些穴位

①指

部位：在耳轮结节上方，耳舟的顶部。

主治：手指麻木疼痛等。

②腕

部位：在平耳轮结节突起处的耳舟部。

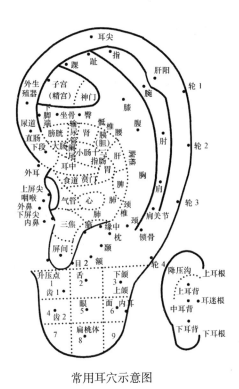

常用耳穴示意图

主治：腕部扭伤、肿痛等。

③肘

部位：在腕与肩穴之间。

主治：肘痹等。

④肩关节

部位：在肩与屏轮切迹连线之间。

主治：肩关节炎。

⑤锁骨

部位：在轮屏切迹水平线的耳舟部。

主治：相应部位疼痛，肩周炎。

（2）对耳轮上脚的外上角有哪些穴位

①趾

部位：在对耳轮上脚的外上脚。

主治：足趾麻木、疼痛。

②踝

部位：在对耳轮上脚的内上脚。

主治：踝关节炎，踝扭伤等。

③膝

部位：在对耳轮上脚的起始部，与对耳轮下脚上缘同水平。

主治：膝关节炎。

（3）对耳轮下脚部有哪些穴位

①臀

部位：在对耳轮下脚外 1/2 处。

主治：坐骨神经痛。

②坐骨

部位：在对耳轮下脚内 1/2 处。

主治：坐骨神经痛。

③下脚端（交感）

部位：在对耳轮下脚端与耳轮内轮内侧交界处。

主治：消化、循环系统功能失调，急惊风，哮喘，痛经等。

（4）对耳轮部有哪些穴位

①腹

部位：在对耳轮上，与对耳轮下缘同水平处。

主治：胸肋痛，乳腺炎。

②胸

部位：在对耳轮上，与屏上切迹同水平处。

17

主治：胸肋痛，乳腺炎。

③颈

部位：在屏轮切迹偏耳舟侧处。

主治：落枕，颈部扭伤，单纯性甲状腺肿。

④脊椎

部位：对耳轮的耳腔缘。以直肠下段同水平与肩关节同水平为分界线将脊椎分为三段，自上而下，上 1/3 为腰骶椎、中 1/3 胸椎、下 1/3 颈椎。

主治：相应部位疾病。

（5）三角窝部有哪些穴位

①子宫（精宫）

部位：在三角窝耳轮内侧缘的中点。

主治：月经不调，白带，痛经，盆腔炎，阳痿，遗精。

②神门

部位：在三角窝的外 1/3 处，对耳轮上下脚交叉之前。

主治：失眠，多梦，烦躁，炎症，哮喘，咳嗽，眩晕，麻疹。镇静，镇痛。

（6）耳屏部有哪些穴位

①外鼻

部位：在耳屏外侧面的中央。

主治：鼻疖，鼻炎。

②咽喉

部位：在耳屏内侧面的上 1/2。

主治：咽喉肿痛，扁桃体炎。

③内鼻

部位：在耳屏内侧面的下 1/2，咽喉下方。

主治：鼻炎，上颌窦炎，感冒。

④上屏尖

部位：在耳屏下部隆起的尖端。

主治：炎症，疼痛性病症。

⑤下屏尖（肾上腺）

部位：在耳屏下部隆起的尖端。

主治：低血压，昏厥，无脉症，咳嗽，哮喘，感冒，中暑，疟疾，乳腺炎。

⑥外耳

部位：在屏上切迹微前凹陷中。

主治：耳鸣，耳聋，眩晕。

（7）对耳屏部有哪些穴位

①缘中（脑点）

部位：在对耳屏尖与轮屏切迹间的中点。

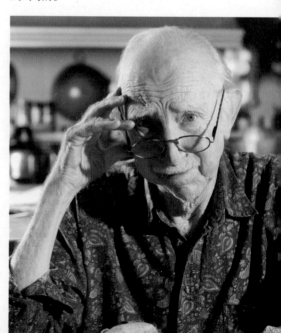

主治：遗尿，崩漏，急惊风。

②平喘（腮腺）

部位：在对耳屏的尖端。

主治：哮喘，咳嗽，痄腮，遗尿，急惊风。

③脑（皮质下）

部位：在对耳屏的内侧面。

主治：失眠，多梦，疼痛性病症，智能发育不全，哮喘，眩晕，耳鸣。

④睾丸（卵巢）

部位：在对耳屏的内侧前下方，是脑穴的一部分。

主治：生殖系统疾病，头痛。

⑤枕

部位：在对耳屏外侧面的后上方。

主治：神经系统疾病，皮肤病，昏厥，后头痛，失眠等。

⑥额

部位：在对耳屏外侧面的前下方。

主治：前头痛，头昏，失眠，眩晕。

⑦颞（太阳）

部位：在对耳屏外侧面，枕与额之间。

主治：偏头痛。

（8）屏间切迹部有哪些穴位

①目 1

部位：在屏间切迹前下方。

主治：青光眼，近视。

②目 2

部位：在屏间切迹后下方。

主治：屈光不正，外眼炎症。

③屏间（内分泌）

部位：在屏间切迹内耳甲腔底部。

主治：生殖系统功能失调，更年期综合征，皮肤病等。

（9）耳轮脚周围部有哪些穴位

①口

部位：外耳道口的上缘和后缘。

主治：面瘫，口腔炎。

②食道

部位：在耳轮脚下方内 2/3 处。

主治：恶心，呕吐，吞咽困难。

③贲门

部位：在耳轮脚下方外 1/3 处。

主治：恶心，呕吐，贲门痉挛。

④胃

部位：在耳轮脚消失处。

主治：胃痛，呃逆，呕吐，消化不良，胃溃疡，失眠。

⑤十二指肠

部位：在耳轮脚上方外 1/3 处。

主治：胆道疾病，十二指肠溃疡，幽门痉挛。

⑥小肠

部位：在耳轮脚上方中 1/3 处。

主治：消化不良，心悸。

⑦大肠

部位：在耳轮脚上方内 1/3 处。

19

主治：痢疾，腹泻，便秘。

⑧阑尾

部位：在小肠与大肠穴之间。

主治：阑尾炎，腹泻。

（11）耳甲艇部有哪些穴位

①膀胱

部位：在对耳轮下脚的下缘，大肠穴直上方。

主治：膀胱炎，尿闭，遗尿。

②输尿管

部位：在膀胱与肾穴之间

主治：输尿管结石引起的绞痛。

③肾

部位：在对耳轮下脚的下缘，小肠穴直上方。

主治：泌尿、生殖、妇科疾病，腰痛，耳鸣，失眠，眩晕，颈、腰椎肥大。

④胰（胆）

部位：在肝、肾穴之间，左耳为胰，右耳为胆。

主治：胰腺炎，糖尿病，胆道疾病，偏头痛，疟疾。

⑤肝

部位：胃、十二指肠穴的后方。

主治：肝气郁滞，眼病，疟疾，胁痛，月经不调，痛经等。

（11）耳甲腔部有哪些穴位

①脾

部位：在肝穴下方，耳甲腔的外上方。

主治：消化不良，腹胀，慢性腹泻，胃痛，口腔炎，崩漏，血液病等。

②心

部位：在耳甲腔中心最凹处。

主治：心血管系统疾病，中暑，急惊风。

③肺

部位：心穴的上、下、外三面。

主治：呼吸系统疾病，皮肤病，感冒。

④气管

部位：在口与心穴之间。

主治：咳嗽，哮喘。

⑤三焦

部位：在屏间穴的上方。

主治：便秘，浮肿。

（12）耳轮部有哪些穴位

①直肠下段

部位：在与大肠穴同水平的耳轮处。

主治：便秘，痢疾，脱肛，痔疮。

②尿道

部位：在对耳轮下脚下缘相平的耳轮处。

主治：尿频，尿急。

③外生殖器

部位：在对耳轮下脚上缘相平的

耳轮处。

主治：阳痿，外生殖器炎症，会阴部皮肤病。

④耳尖

部位：将耳轮向耳屏对折时，耳郭上尖端处。

主治：发热，高血压，目赤肿痛，麦粒肿。

⑤肝阳

部位：耳轮结节处。

主治：肝气郁结，肝阳上亢。

⑥轮 1 ~ 6

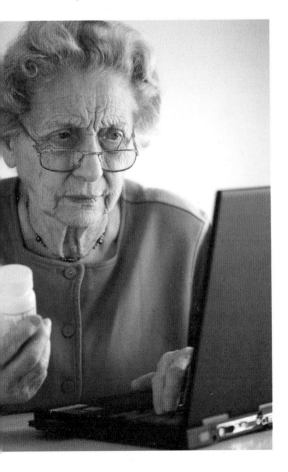

部位：自耳轮结节下缘至耳垂正中下缘分成五等份，共六点，自上而下依次为轮 1、轮 2……轮 6。

主治：发热，扁桃体炎，高血压。

（13）耳轮脚部有哪些穴位

①耳中（膈）

部位：在耳轮脚上。

主治：呃逆，黄疸，消化不良，皮肤瘙痒。

（14）耳垂部有哪些穴位

①升压点

部位：在屏间切迹下方。

主治：低血压，虚脱。

②牙痛点 1

部位：在耳垂 1 区的外下角。

主治：拔牙，牙痛。

③舌

部位：在耳垂 2 区中央。

主治：舌肿痛，舌强语塞。

④牙痛点 2

部位：在耳垂 4 区的中央。

主治：拔牙，牙痛。

⑤上颌

部位：在耳垂 3 区正中处。

主治：上牙痛，下颌关节痛。

⑥下颌

部位：在耳垂 3 区上部横线之中点。

主治：下牙痛，下颌关节痛。

⑦眼

部位：在耳垂5区的中央。

主治：急性结膜炎，电光性眼炎，近视眼等眼病。

⑧面颊

部位：在耳垂5、6区交界线之周围。

主治：三叉神经痛，口眼斜，痤疮等面部疾病。

⑨内耳

部位：在耳垂6区正中稍上方。

主治：耳鸣，听力减退，中耳炎，失眠，耳源性眩晕。

⑩扁桃体

部位：在耳垂8区正中。

主治：喉蛾，扁桃体炎。

（15）耳郭背面部有哪些穴位

①上耳根

部位：在耳根的最上缘。

主治：头痛，腹胀，哮喘。

②降压沟

部位：在耳郭背面，由内上方斜向外下方行走的凹沟处。

主治：高血压。

③上耳背

部位：在耳背上方的软骨隆起处。

主治：皮肤病，头痛，坐骨神经痛，腰痛。

④中耳背

部位：在上耳背与下耳背之间最高处。

主治：皮肤病，背痛，腹胀，腹泻，消化不良。

头部按摩治疗疾病的原理

中医认为，人体五脏六腑，四肢百骸在人体面部均有其特定的对应区域，《灵枢·五色篇》指出：前额中央主头面，两眉之间向上，即明堂部位主咽喉，两眉之间印堂部位主肺，两眼内角之间的区域主心，鼻梁骨正中主肝，其两侧为胆所支配区域，鼻尖部主脾，两侧鼻翼主胃，两侧颧部主小肠，颧骨以下从鼻翼至颊部的中心主大肠，由此向颊部以外主肾，肾区以下主脐。鼻与嘴之间的区域主膀胱，子宫等。古人在诊断中，往往根据上述不同部位的颜色改变，了解内在脏腑的生理、病理变化。

《素问·刺热篇》中把面部的五脏相关区域作了如下区分：左颊为肝，右颊为肺，额为心，鼻为脾，颧上为肾。

在通过面部望诊诊断疾病的过程中，必须将两者互参，才能得出正确的结论，例如，肾炎的患者，往往见到下眼睑水肿，两侧耳前的部位发黑。

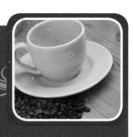

生活中的常见病大多不致命，但却会给患者带来很大的痛苦。如何才能解除痛苦呢？头部按摩疗法是一种很好的选择，其对某类疾病有着超乎寻常的疗效。

手法治疗近视眼

近视眼是最普遍、最常见的眼部疾患，以看远处物体模糊不清，但看近物仍正常为特征。其可由先天遗传或后天用眼不当所致，如长期学习工作时，光线不足或读书，写字时姿势不正，目标太近以及用眼过度等。它又分为假性近视和真性近视，前者属于用眼不当所致的暂时性的视力障碍，可以通过治疗及纠正不良习惯来矫正；后者则是眼球已发生了器质性的改变（如眼球曲度增大而变凸等）而较难恢复。前者若不及时治疗矫正，便可能发展为后者。

按摩方法

患者仰卧，术者站于头侧。

（1）用双拇指自印堂穴（眉心），向两侧做推法数次。再用双拇指自内眼角经下眼眶至外眼角，做分推法数次。

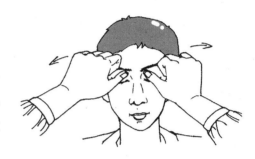

（2）在上述两个部位分别做揉按法数次。

取穴：睛明、攒竹、四白、太阳，这四个穴是眼区附近穴位。在按压眼的穴位时，以眼球有发胀的感觉为好。

取穴：风池、肝俞、光明、合谷。还可配合揉捏耳垂（耳针眼穴）。

上述手法有增强眼睛调节的功能，解除眼睛疲劳和提高视力的作用。

按摩治疗是针对假性近视，对真性近视效果尚不理想。

自我按摩

（1）点揉攒竹、鱼腰、承泣、四白、睛明穴，各1分钟。

（2）分推额部：重点沿眼眶部

分推，至太阳穴处揉捻，1～2分钟。

（3）拿眶周：拇、食指相对提捏眶周软组织，随捏随放，1～2分钟。

（4）闭眼后轻轻触压眼球，力量不可太大，约1分钟。

（5）闭眼后轻轻地以食、中指抚摩眼球，1～2分钟。

（6）按揉合谷、风池穴，各1分钟。

（7）拇、食指相对揉捏耳垂，至发热后，持续揉捻1分钟，结束手法。

耳针疗法

可选眼、肝、肾。有散光、斜视者加胆、目1、目2，病久体弱者加皮质下、枕、额。

应注意的问题

（1）每日晨起时眺望远处景物10分钟，完毕闭上双眼，将两手掌搓热轻轻捂盖在两眼上约1分钟。

（2）每晚临睡前做一遍眼球运动，即两眼先平视前方，头部不动，然后眼球作向上、向下、向左、向右运动各10次，再按左、上、右、下和右、上、左、下的顺序各转动10次。

（3）平时养成良好的用眼习惯。不在光线太强或太弱的条件下看书、写字，不躺卧看书，坐时眼睛与目标

应有33厘米的距离。长时间用眼时要注意间断休息，尤其是看电视。

（4）手法治疗时，术者一定要注意手指勿直接触及眼球。

治疗前须修剪指甲，以免发生意外。

麦粒肿的按摩治疗

麦粒肿即上眼睑或下眼睑出现一形如麦粒大小的硬结，局部皮肤稍红并微微有瘙痒或疼痛感，严重时疼痛剧烈如针刺，眼睑红肿明显。该病一般三五日后脓汁排出而愈，但也有病程较长者。本病在民间俗称"偷针眼"。

按摩方法

手法对该病的治疗，早期可以消肿止痛，后期可促进脓头早熟，以便排出。

（1）仰卧，用两中指分别按揉双侧眼部的睛明、鱼腰、四白穴，均以酸胀为度，每穴1分钟。

（2）仰卧，术者坐其头顶上方，两拇指同时按揉其两眼角的瞳子髎（每只眼的外眼角处），力量先轻后重，按揉出酸胀感并保持1分钟。

（3）仰卧，术者站或坐其侧面，用两手大鱼际按紧其两外眼角皮肤，

然后缓慢地垂直向下（即脑后方向）推去，这样使其两眼睑皮肤绷紧，如此反复20次左右。注意力量不必太重，只要绷紧眼睑皮肤即可。

（4）用拇指端掐按其两足中趾趾尖各半分钟，以刺痛为佳。

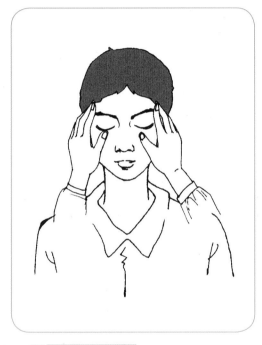

● 耳针疗法

可选耳尖放血，每天1～2滴，配用肝、眼。病急热毒炽盛者加内分泌、肾上腺；体弱反复发作，或针眼长日不溃不消者加脾。

● 应注意的问题

（1）在脓成之前切忌挤捏局部肿块，以防热毒扩散，并注意保持眼部卫生。

（2）初起时每天可用湿毛巾热敷2～3次，每次15分钟左右。

（3）若起病时症状轻微，也可不需手法治疗及热敷，只在患处涂以抗生素眼药水或眼膏即可。

（4）忌食葱、蒜、辣椒、姜、韭菜及鱼等辛辣和腥发食物。

按摩治疗眼睑下垂

眼睑下垂是指上眼皮下垂而不能主动上提，同时影响视力。有先天性和后天性之分。先天性者多为双侧，由于提上睑肌发育不全，或与遗传等因素有关。后天性者多为单侧性，由于提上睑肌受伤和局部病变所致。其症状表现为：由于提上睑肌的功能不全，以致遮盖部分或全部瞳孔而发生视力障碍。患者因眼裂变窄，常皱起前额皮肤，以提高眉部，用前额肌开大眼裂。双侧下垂者常把头仰起视物。

按摩方法：

患者仰卧，术者站于头侧。

（1）用拇指在前额部及眼眶周围部做揉法数次。

（2）用拇、食、中指在眉弓处做捏提法数次，可向上方用力。

取穴：阳白、鱼腰、风池、三阴交、陷谷。

手法治疗"美尼尔"

本病又称"耳性眩晕""内耳眩晕病"等，以发病突然，发作时自感天旋地转，难以站立，极易跌倒，并伴有耳鸣，听力减退，恶心呕吐，出汗等症。发作持续时间多为几分钟，也可达到几小时甚至几天，一般可以自行缓解。其发病多由于生气恼怒，忧思过度，或饮食不节制等诱发。

手法治疗不宜在发作时进行，而应在未发病的平时。患者发病时应以卧床休息为主。

按摩方法

（1）用拇指分别按揉其双手的合谷、内关穴，以有较强的酸胀感为度，每穴1分钟。

（2）正坐，术者站其前面，用两手中指分别按住其两耳后的翳风穴作缓慢的揉动，力量由轻而重，直至有酸胀感为止，并持续1分钟。

（3）正坐，拿风池、颈项，力量要轻柔、和缓，以患者有舒适感为宜，时间约2分钟。

（4）仰卧，摩腹，在肚脐以上的上腹部作顺时针的环旋摩动，力度以患者感觉舒适为宜，时间约5分钟。

（5）仰卧，将两手掌根相对置于胸前心窝处，然后顺着肋间隙分别向两侧推去。力量稍重滞，推动宜缓慢，如此反复推20~25次。

（6）用拇指重力按揉两足的太溪、太冲穴，均以较强的酸胀痛感为宜，每穴1分钟。然后用拿跟腱法操作5遍，力量较重，移动宜慢。

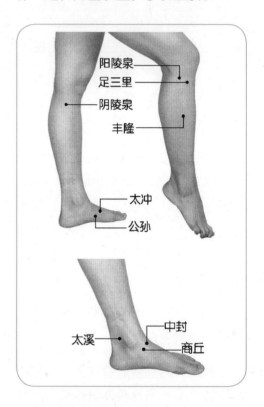

自我按摩

多采用卧位进行，就是躺在床上进行。施术前先静卧闭眼一会儿，最好有较安静的环境或在伴有十分轻松的音乐环境中进行。对于不方便者，坐位也可以。下面介绍几种方法。

（1）点按百会穴，约1分钟。

（2）点揉四神聪穴，手法轻柔和缓，约1分钟。

（3）梳头，比较轻柔，速度宜慢，约2分钟。

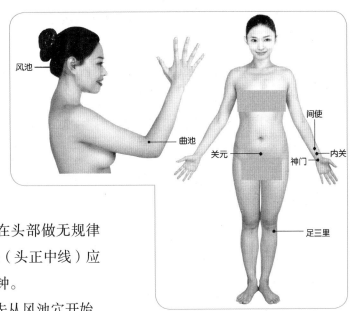

（4）双手五指在头部做无规律的点按，督脉走行处（头正中线）应重点点按，1～2分钟。

（5）揉捻颈部，先从风池穴开始，揉捻颈项部肌肉，自上而下沿颈椎棘突两侧逐渐揉捻。若颈部肌肉有发僵、疼痛的部位时，可重点揉捻，至局部发热为止。

（6）点按内关穴，双手交替按压对侧内关穴，常有酸、麻、胀的感觉。

（7）挤压头部，双手相对挤按头部，这是结束手法。

耳针疗法

可取内耳、皮质下、神门、脑。配用肾、心、交感等穴。

耳鸣的按摩疗法

耳鸣就是在日常生活中，有的人常常会感到耳朵里有令人心烦意乱的嗡嗡响声。耳内夜以继日、连续不断的响鸣，使人终日不得安宁，是指一个人在外界无任何音响的刺激下，却听到有节奏的吱吱响的声音，有各种各样的频率，各种声响都存在，不论你用什么办法，却始终在你耳边嗡嗡作响，使你想躲又躲不开，挥又挥不去，常常弄得人们夜不能安枕。它不仅使患者感到万分苦恼，而医生也感到束手无策。

耳鸣的原因是很复杂的，是形简实繁的，尤其是原发性耳鸣，90%以上的因素与内耳变化有关，而且常常伴有不同程度的听力损失。耳鸣往往与某些噪声、社会环境、心理因素有关；也与疾病，如高血压病、甲状腺功能异常、维生素缺乏、内分泌紊乱、头部外伤等有关。另外，不良的生活习惯，如烟酒、疲劳、生活紧张、情绪激动、睡眠不足等也是产生耳鸣的原因。关于耳鸣的声调、音量及强度是波动不定的，在安静的房间内或过度劳累、精神紧张时，则耳鸣更为清晰。

人的听觉，音波经外耳道震动鼓膜传到中耳，再由骨传导到内耳，经内耳液体传导直至大脑听觉中枢。这一系列传导如某一环节发生障碍，均可引起耳鸣，它不仅由各种耳病引起，而且其他疾病也能引起耳鸣。为此，要及早诊断，查明原因，防治结合，才能收到良好的效果。

按摩方法

（1）指压、按摩听宫穴、翳风穴、风池穴、下关穴。术者用双手中指指腹分别压迫患者左、右侧听宫穴约1分钟左右，再顺时针方向旋转按摩36次，再逆时针方向旋转按摩36次。再依次指压与按摩翳风穴、风池穴、下关穴，手法同上述，每天进行2～4次。

（2）指压、按摩合谷穴、内关穴。患者正坐，术者用右手的拇指指腹压迫患者左手的合谷穴约1分钟，再顺时针方向旋转按摩36次，再逆时针方向旋转按摩36次。再指压、按摩内关穴，手法同上述。然后再换另一只手的合谷穴与内关穴。

（3）指压、按摩阳陵泉穴、三阴交穴。患者正坐，术者用一侧手的中指指腹压迫阳陵泉穴约1分钟左右，再顺时针方向旋转按摩36次，逆时针方向旋转按摩36次。再往下指压、按摩三阴交穴，手法同上述。然后换另一侧手，指压、按摩对侧的阳陵泉穴和三阴交穴，手法也同上述。每日数次效果更佳。

自我按摩

（1）叩压、按摩外耳道：患者在安静的环境中，两脚平行站立，两眼轻轻闭合，双手掌相对举到胸前，对掌相互摩擦至双手掌有热感时，然

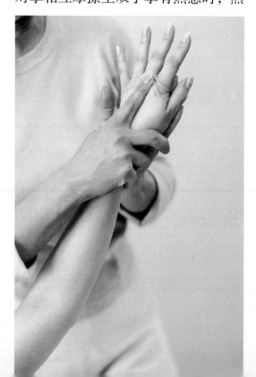

后紧紧的叩压在耳郭上，双掌根部紧压在外耳道上，用食、中、无名指及小指斜行并拢叩在后头部，再用食指有节奏的反复击叩指，使耳部有"空、空"之声，49次。再继用手掌根起伏并有节奏的按压外耳道。要坚持每天早、晚各做一次，每次要坚持做10分钟。

（2）指压、按摩推拿前臂：患者用一手的拇指、食指指腹，按压另一侧手的无名指、小指指尖，并从指尖开始，沿着指尖按摩到指根部并沿着尺侧到腕部，再推拿到前臂外侧至肘部，做单侧推拿5～10次，使前臂有灼热感，直至忍耐不住为止，再用同样的方法按摩推拿另一侧手指、手掌尺侧，前臂到肘部，每日数次，效果更佳。

● 耳针疗法

取肾、枕、内耳、外耳、内分泌、肾上腺、皮质下穴位。

按摩治疗突发性耳聋

早晨起床后，突然一瞬间耳朵听力不佳，渐渐地就听不到任何声音，最长不超过48小时耳聋达到高峰，多为单侧，也有双侧耳聋。突发性耳聋发生原因有两种情况：一是受冷或着热、过度劳累、强度精神刺激、过敏、内分泌失调等情况下，使自主神经功能失调，内耳的耳蜗及蜗后部分血管痉挛，使血液循环不畅，出现供血不足，而发生水肿、出血等病理改变，也称之为感音性耳聋；二是由于某些病毒感染，如患低热或上呼吸道感染、流行性腮腺炎、带状疱疹、风疹、腺病毒等，可引起内耳听觉感受器官损害而发生耳聋。此外，酗酒、妊娠、手术（包括拔牙、副鼻窦炎、扁桃体手术等）、头部外伤、耳部炎症等也会引起耳聋。

● 按摩方法

患者正坐，术者站立于其身后，用双手的拇、食、中指，在施术前先将双手拇指挑起，食、中指伸直分开，双手拇指与食指中间的虎口对准耳垂，拇指指尖压准风池穴，食指指尖压准左右率谷穴，中指指尖压准左右太阳穴。然后双手六指同时边压迫边用顺时针方向旋转按摩以上各穴位，由表及里，缓慢用力，动作要轻巧、柔和，每天2～4次，听力就能逐渐恢复。要有耐性，持之以恒，定能成功。

鼻窦炎的按摩治疗

● 自我按摩

（1）指压、按摩印堂穴、太阳穴、耳门穴、听宫穴、听会穴、翳风穴、风池穴。患者正坐，自己对照镜子对准穴位，用双手中指指尖压迫印堂穴约1分钟，再改用指腹顺、逆时针各按摩36次。再沿着眉弓上行至太阳穴，再下行至翳风穴，至后头部的风池穴。以上各穴位，都应用上述手法进行指压与按摩。每穴要重复数次，每天要早、晚各进行一次，听力就能逐渐地恢复。

（2）指压、按摩外关穴、支沟穴、会宗穴、三阳络穴、四渎穴。患者正坐，自己用右手拇指指尖压迫外关穴约1分钟，改用指腹顺、逆时针方向各旋转按摩36次。然后依次推拿按摩支沟穴、会宗穴、三阳络穴、四渎穴，指压与按摩手法同上述外关穴。再回压、按摩以上各穴至外关穴，就这样重复从上至下指压与按摩各穴位3～5次。再换另一手也重复指压与按摩对侧各个穴位，手法同上述。每天早、中、晚各进行1次，10天为1个疗程。

耳针疗法

取肾、枕、内耳、外耳、神门，配肾上腺、内分泌。

鼻塞，经常流脓涕，尤以冬天为甚，严重者炎热气候也常流脓涕，可伴有头额胀痛、嗅觉减退等症。本病在我国发病率极高，尤其以城市人为多。该病对人体虽无大的危害，但呼吸不通畅以至睡觉打鼾严重，平日常流脓涕，以及嗅觉减退甚至不闻香臭等却给人带来极大的苦恼。

● 按摩方法

手法对于本病主要是对症治疗，具有较好的通鼻窍和止痛的作用，但对根治此病效果还不理想。

（1）正坐，用双手拇指分别按在其鼻翼两侧的凹处，正好覆盖鼻通和迎香两穴，然后缓慢地揉动3分钟，力量由轻而重，以自始至终有胀感为宜。

（2）正坐，一手托起其一侧腕部，另一手则用力拿捏合谷30～40下，完毕再进行另一手。

（3）仰卧，术者坐其头顶上方，用一拇指按揉其两眉之间的印堂穴1分钟，有轻微胀感即可，接着仍用拇指从印堂穴开始，垂直向上推入发际直至头顶百会穴，力量适中，推动缓慢，两拇指交替操作20次。然后再用两拇指交错在前额作来回推抹 2 分钟，力量重而移动慢。

（4）仰卧，用两中指勾揉其颈后两风池穴，约 1 分钟，要求一直有轻微的酸胀感。

（5）仰卧，用搓热或烤热的双手手掌摩揉患者整个面部皮肤，即边揉边作环旋移动，直至皮肤微红发热为止。本手法主要在寒冷气候时采用。

自我按摩

（1）揉按印堂、鼻通、迎香穴，各 2 分钟。

（2）搓鼻：双手拇指相对摩擦，待生热后沿鼻翼两侧反复推擦，最好使鼻翼两侧发热。

（3）揉按风池，约 2 分钟，最

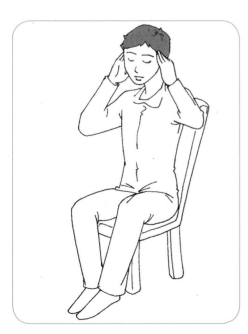

好有酸胀感觉并向额部传导。图

（4）分推前额，约 1 分钟。

（5）捏鼻：拇、食指相对捏住鼻翼，力量以不感疼痛为合适，一捏一松，动作要有节奏，可持续 1 ~ 2 分钟。

（6）伴有头痛者，可点揉太阳、百会穴各 1 分钟。

（7）揉合谷穴 1 分钟。

（8）拇指掐按少商穴，酸痛感可持续半分钟，手法要重。

（9）干浴面：双手搓热后搓擦面部，重点是鼻翼两旁，结束手法。

耳针疗法

可选内鼻、肺、肾上腺、内分泌等穴，兼有头痛者加额。

按摩治疗过敏性鼻炎

过敏性鼻炎，又称变态反应性鼻炎，为身体某些过敏源敏感性增高而呈现以鼻黏膜病变为主的一种异常反应。它可分为常年性发作和季节性发作两种。我国以前者多见，发生于任何年龄，但常见于青年。常年性变态反应性鼻炎的过敏源主要为尘螨、屋尘、动物皮屑、烟草、面粉、牛奶、鱼虾、鸡蛋等。季节性变态反应性鼻炎，呈季节性发病，冬季发病率较低，天暖后增多，由真菌引起者，在气压低、湿度大、温度适宜时（20～32℃）易发病；由花粉引起者，在8～10月份发病率高。在我国，蒿属植物的花粉是主要的致病花粉。主要症状是：鼻痒、喷嚏、鼻分泌物增多、鼻塞等。

按摩方法

（1）仰卧，术者站其头侧，用双手拇指搓揉鼻翼两侧数次，使鼻腔内发热为宜。取穴：囟会、印堂、迎香、鼻通、合谷。

（2）坐位，术者站于其后，用拇指揉按颈部数次。按揉风池、肺俞穴数次。

上述手法有清肺开窍、消炎的作用。

自我按摩

方法同鼻窦炎的自我按摩。

耳针疗法

可选内鼻、肺、肾上腺、内分泌。有家族过敏史，长久流涕不愈者加肾。

酒糟鼻如何按摩治疗

酒糟鼻俗称"红鼻头"，是中年人易患的一种皮肤病。本病一般不痒不痛，对健康无大妨碍，但影响美容，尤其是很多患者从青年时期就开始发病，不能不使人苦恼。

按摩方法

患者采取正坐位，术者用右手的拇指指尖去压迫患者左腿的足三里穴，约1分钟。再改用指腹顺时针方向旋转按摩36次，然后再改换另一侧足三里穴，方法同上述。

自我按摩

（1）指压、按摩素髎穴、迎香穴。患者用双手中指指尖并挟住素髎穴按摩2～4分钟，再压迫约1分钟迎香穴。再顺时针方向按摩36次迎香穴。

（2）指压、按摩少商穴、合谷穴、曲池穴。患者用一侧手拇指指尖去压迫以上各个穴位约1分钟，然后改用指腹按顺时针方向旋转按摩36次，再改用另一侧手去压迫、按摩另侧手的各穴，方法同上述。

耳针疗法

取肺、胃、肝、外鼻、肾上腺穴，配内分泌。

咽喉疼痛的按摩治疗

咽喉疼痛是一些疾病的伴随症状，如感冒、咳嗽等，也是一些疾病的主要症状，如急性扁桃体炎、咽炎等。其表现为：咽痛、咽干，可兼有扁桃体肿大，咽部异物感以及发热等症。

按摩方法

手法治疗主要是针对咽喉疼痛的止痛而进行，所以不论什么病引起的咽喉肿痛，均可采取以下手法施治，且一般效果都较好。

（1）用拇指重力按揉其肘部曲池穴和腕外侧的阳溪穴，每穴保持强烈的酸胀感1分钟，然后再用指拨法重力推拨曲池穴附近肌肉、筋腱1分钟。完毕后进行另一侧上肢。

（2）术者一手握其一侧手腕，另一手则在合谷穴作较重的拿法1分钟，以酸胀为宜。两侧均进行。

（3）用一手指与食、中、无名指分置于其喉结两侧的人迎穴，然后作轻柔缓慢的拿揉，即两边揉动的同时又在作相对用力的拿捏，时间3~5分钟。

（4）在患者两侧前臂作拇指揉推法，力量重滞而柔和，从肘至腕各操作2遍。

（5）正坐，用拿风池、颈项法轻快地操作1分钟结束。

自我按摩

患者可端坐或站立，自己对着镜子，用右手食指指腹压迫天突穴。注意不要压迫太重，只是轻轻压迫1分钟后，再压迫俞府穴1分钟，再顺时针方向按摩36次，每日数次。

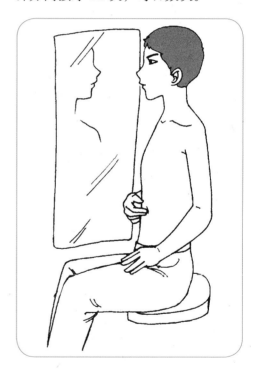

耳针疗法

可选耳尖、扁桃体、咽喉、肺、内分泌、神门穴。

食物疗法

用茶叶5克、蜂蜜适量。将茶叶

放入杯中用开水冲泡茶叶，待凉后，倒入另一杯中，再加蜂蜜一汤匙，搅匀，经常用此液含漱并咽下，含漱的次数越多越有效果。

失音的按摩治疗

失音是常见的职业性疾病之一，多见于声乐、戏曲演员，一般人中也较为常见，其多因用声过度或发声不当所致，如长时间演唱或大喊大叫，装着怪声说话、唱歌等等。也可由于感冒、急性扁桃体炎以及咽炎等病引起，不论何种原因引起，其症状特点都基本一样，即发声费力，声音嘶哑、不持久，甚则声音微弱难以听见，喉痛，还可有咽喉干燥或觉得有东西哽喉等症。

按摩方法

（1）仰卧，用一手的拇指和其余四指分别置于患者的喉结两侧，手指指腹接触颈部皮肤，然后两侧同时作轻柔的环旋揉动，并从喉结旁开始，边揉边向下移，直至锁骨上窝为止，揉时指头最好蘸少许凉水，移动要缓慢，如此反复揉动约5分钟，以局部发红透热为宜。

（2）仰卧，用一掌根按揉其两侧胸部，力量适度，以患者有舒适感为宜，约操作3分钟。然后再用手掌在胸部作横向的来回摩擦以皮肤透热为度。

（3）参照"咽喉疼痛"治法4、5。注意拿捏风池、颈项时要反复操作3～5分钟，以操作后患者咽喉部有轻松舒适感为佳。

耳针疗法

取肺、肾上腺、咽喉，配神门、心、皮质下、内分泌、声带穴。

应注意的问题

（1）患病期间尽量避免用声，若必须说话则注意不要大声或时间太长。

（2）防止感冒，以免加重病情。

（3）忌烟酒、辛辣及过冷过热等对咽喉刺激大的食物或饮料。

（4）每天用胖大海泡水喝。

牙痛的按摩治疗

牙痛是口腔科临床最常见的疾病。无论是牙齿本身的疾病，或牙周组织以及颌骨的某些疾病，甚至神经疾患等都可表现为牙痛。这些不同原因引起的牙痛，其程度、性质、持续时间、病程以及与外界刺激的关系等均有所不同。

现代医学认为牙痛多由牙齿本身，牙周组织及颌骨的疾病等所致。常见的病因有：①牙齿本身的疾病：如急慢性牙龈炎，牙本质过敏；②牙周组织疾病：如龋齿、外伤、化学药品等引起的急性根尖周围炎、牙槽脓肿，牙周脓肿，冠周炎；③附近组织疾病引起的牵涉痛：如急性化脓性上颌窦炎和急性化脓性颌骨骨髓炎，及急性化脓性中耳炎；④神经系统疾病：如三叉神经痛，常以牙痛为主诉；⑤全身疾病：如流感、癔病、神经衰弱等。

● 按摩方法

牙痛在进行手法治疗时，力量必须重，予以强刺激，治疗后一般都具有立竿见影的效果。

（1）用双手拇指重力点按其两手的合谷穴，使其有强烈的酸胀感，并让这种感觉保持1分钟。在具体操作时，点按的力量可由轻逐渐加重，到后期可改为按揉或拿捏合谷。

（2）用两拇指分别按揉其脸颊两侧的下关及颊车穴，每穴约1分钟，均有持续而较强的酸胀感。

（3）若是上牙痛，还可加拿捏风池穴；隐痛者可嘱患者俯卧，然后用拇指按揉太溪穴（内踝旁边），或重力拿捏跟腱1分钟。

（4）在治疗中应注意以下问题：①治疗中虽要求强烈的酸胀感，但仍要以患者能耐受为度。②治疗目的是止痛，若疼痛在治疗过程中已经止住，则可不必将手法操作完，或者减轻力度，以使患者少受痛苦。③平日忌食辛辣油炸、烘炒等食品，尽量避免强烈的冷热酸甜刺激。

● 自我按摩

（1）点按颊车穴：拇指在患侧颊车穴用重手法点按，持续半分钟至1分钟。再施以揉捻法，主要是对下

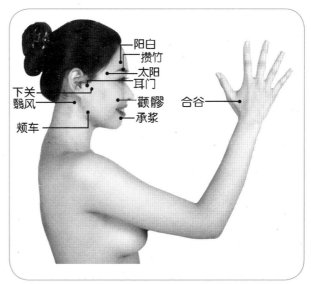

阳白
攒竹
太阳
耳门
下关
翳风　　　　　颧髎　　　合谷
颊车　　　　　承浆

牙痛，效果较好。还可配合点揉翳风、承浆等穴。

（2）点按颧髎、下关穴，方法同上。患侧重按至疼痛缓解为止。可配合点揉人中、迎香穴。

（3）上、下牙痛均可配合合谷穴的揉按。先在患侧揉捻1分钟。若疼痛仍不缓解，加按对侧合谷穴。

（4）将手洗干净，剪短指甲，以手指按摩牙龈，尤其在患牙处，重点按揉。手法可稍重一些，止痛效果较好。揉完后（1～2分钟后）用淡盐水漱口。尤其对冠周炎及牙周炎效果更好。

（5）揉捏耳垂，耳垂上有相应的牙痛反应点，揉捏1～2分钟，常可缓解牙痛。

应用牙痛的自我按摩方法，主要目的是缓解疼痛。对于造成牙痛的病因，一定要到口腔科进行诊断，找到

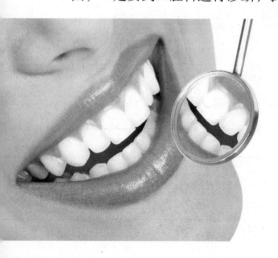

病根，对症治疗，就会治愈。

耳针疗法

可选牙、面颊、神门、口穴。

斑秃怎样按摩治疗

"鬼剃头"，现代医学称为斑秃，是一种常见的局限性脱发疾病。患者多在无意中发现或理发时被告知，也有的人是在一夜之间发生大面积脱发，次日起床后突然发现。最初为小片指甲大脱发区，一片或几片，呈圆形或椭圆形，边界清楚，脱发区皮肤光滑，不红不肿，有时在脱发区外围可见明显断发现象。斑秃的病程可持续数月至数年，多数患者能自愈，但也有反复发作或边长边脱的现象。还有的患者病情继续发展，脱发区不断扩大，甚至完全掉光，称为全秃，极少数严重的患者，眉毛、胡须、腋毛、阴毛等也都可脱落，称为普秃。

斑秃的发病原因很复杂，目前尚未完全清楚，一般认为和以下几个因素有关：

（1）精神因素：多数发病者往往伴有神经衰弱、失眠、思虑过度、情绪波动、突然的精神刺激。因此，可以认为由于中枢神经功能紊乱，引

起毛发部位的毛细血管持久性收缩，毛根部供血不足，造成头发营养不良，从而出现脱发。

（2）遗传因素：有 20% ~ 30% 的患者有家族遗传史，也就是说直系亲属中曾患过此病。

（3）自身免疫因素：近年来，有人推测斑秃是一种自身免疫病，在一些患者血液中也找到了抗自身组织的抗体，但并不是所有患者都能查到自身抗体。因此，这种说法还有待进一步研究。

（4）其他因素：内分泌失调、病灶感染、肠道寄生虫等等也可能导致斑秃。中医学认为，毛发的营养来源于血，故云"发为血之余"，而脾胃是气血生化的来源，肝为血液储存的场所，故脾胃功能盛衰、肝气条畅与否可影响毛发。此外，发的营养虽来源于血，但其生机则根源于肾，中医说"肾主骨生髓，其华在发"，就是说，肾气充足，肾精盈满，则头发生长；若肾气不足，肾精亏损，则发枯毛落。而所说的精和血又互生互依，精足则血旺，血旺则精盛。由此可以看出，毛发的生长、脱落、润泽、枯槁，与精血、肝、脾、肾密切相关。而斑秃则或由劳心思虑伤脾，或由情志抑郁伤肝，或由房劳过度伤肾，复感风邪而致毛发的营养失济，出现脱发。

按摩方法

指压、按摩肝俞穴、肾俞穴、肺俞穴、膈俞穴。患者俯卧位，术者站其右侧，用双手拇指指腹压迫上述脊柱左右各穴约 1 分钟，再顺时针方向旋转按摩 36 次，再逆时针方向旋转按摩 36 次，接着用同样的手法按摩肾俞穴、肺俞穴、膈俞穴。手法要轻快、柔和。

自我按摩

指压、按摩血海穴、足三里穴、三阴交穴。患者坐位，用自己的双手中指指尖压迫左右侧血海穴约 1 分钟，再顺时针方向旋转按摩 36 次，再逆时针方向旋转按摩 36 次。接着用相同方法，指压、按摩风池穴、天柱穴、玉枕穴、百会穴，用自己的双手拇指指腹压迫左右风池穴约 1 分钟，用中指指尖压迫天柱穴约 1 分钟，当感到酸胀时，做向中心对称旋转按摩 36 次。再压迫、按摩玉枕穴、百会穴，约 1 分钟，感到酸胀时为止。

耳针疗法

取肾、肺、内分泌、肝穴。

落枕后的按摩治疗

颈项一侧或两侧酸楚疼痛，颈项强直，俯仰及左右转动不利，动则疼痛加剧。疼痛呈牵扯状，甚至可牵引及头部、背部，上臂疼痛，患部有轻度僵硬并有明显压痛。此病多因睡眠时姿势不正或枕头高低不合适所致，也可因睡卧时颈肩部外露受风或颈肩部外伤（如突然扭转等）引起。

按摩方法

患者端坐于方凳上，术者站于其后或一侧。

（1）用拇指自上而下在颈部做推法数次，以理顺筋肉。

（2）用拇指揉拨颈部的压痛点数次，以消散筋结。

（3）一手按住痛点，另一手扶于头顶部，做颈部的屈伸、旋转活动法。其活动范围可逐渐加大，以改善颈部的活动功能。

取穴：风池、颈中、肩井、肩外俞、绝骨、落枕穴。

（4）做颈部的侧扳法和旋转扳动法，以矫正颈部软组织及小关节的位置。具体操作如下：

①颈部侧扳法：患者端坐于方凳上，术者站于其旁（以向左侧扳法为例）。术者右手虎口张开卡在颈部的左侧，左手扳于头部右侧，向左用力，嘱患者充分放松，两手成相反方向。当侧屈至最大角度时，稍加用力扳动，并可发出"咔嗒"响声。然后用同法施于对侧。

②颈部旋转扳动法：患者端坐于方凳上，术者站于其后。术者一手扶于后枕部，另一手扶于下颌部，稍加活动后嘱患者充分放松，当旋转至最大角度时，两手成相反方向扭转，并可发出"咔嗒"响声。然后用同法施于对侧。

上述手法有缓解痉挛，顺筋归位的作用。

自我按摩

（1）找到痉挛的肌肉即疼痛明显的地方，重点用揉捻法，以食、中

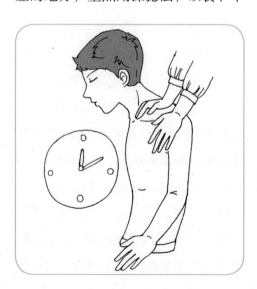

指或拇指沿肌肉自上而下，缓慢均匀地揉捻，手法要求轻柔，不可太重，以感觉到酸痛可以忍受为限。时间可以稍长些，以局部有轻松感为宜，若有发热的感觉则效果更佳，5～10分钟。

（2）点揉风池穴：用双拇指点揉，患侧可重点揉捻、点按，以局部有酸胀感为佳，2～3分钟。

（3）点揉肩井穴：在患侧肩井处，用中指点揉肩井穴，以有酸胀感为宜，2～3分钟。

（4）拿捏肩部：从颈部到肩部，随拿随放颈肩部肌肉，范围可大一些，力量由轻到中，不可太大，在疼痛处可重点拿捏，3～5分钟。

（5）轻拍肩部：用空手掌轻轻拍打患侧肩背部，1～2分钟。

（6）在颈部肌肉比较放松的情况下，主动地轻轻摇晃头部数次，各个方向主动活动一下，向患侧可多做几次旋转动作。

（7）双手掌相对搓擦，生热后搓擦大椎及颈部，至局部发热，结束手法。

取颈、颈椎、神门穴及压痛点。

（1）睡觉时枕头不要垫得过高。

（2）在使用颈部扳动法时，应注意角度和力量，切勿猛力扳扭。

（3）可用散风活络丸、小活络丹等药物配合治疗。

如何按摩治疗颈椎病

颈椎病又称"颈椎综合征"。它是颈椎的骨关节、椎间盘及周围软组织的损伤、退变导致神经根、椎动脉、颈交感神经甚至脊髓颈段受到刺激或损害而出现的综合症状。多发生于40～60岁的中、老年人。

患病后常感到颈部难受、僵硬、酸胀、疼痛，有时伴有头痛、头晕、肩背酸痛。重者出现头部不能向某个方向转动，当颈部后仰时可有触电样的感觉放射至手臂上，手指麻木，视力模糊等症状。

颈椎病系一种慢性疾病，十分顽固，故按摩治疗不能急于求成，须坚持不懈方能见效。一般10次为1个疗程，疗程之间可连续治疗也可间断休息数日。

（1）正坐，术者立其后，两手

拇指分别按揉其双侧肩胛部的天宗穴，力量先轻后重，直至按揉出强烈的酸胀感，保持1分钟。

（2）正坐，拿风池、颈项，拿肩井力量均以深沉柔和为宜。两种手法各操作3分钟左右，以颈肩部肌肉最大限度地放松为目的。

（3）正坐，用一侧小鱼际按揉其双侧颈肩部的肌肉，力量重着，以肌肉放松并有热感深透为度，时间可稍长，但要注意勿擦伤患者局部皮肤。

（4）正坐，术者立其后，将两前臂内侧分别放在患者两肩上，准备向下用力。然后双手拇指顶在两风池穴上，其余四指及手掌托起下颌部，准备向上推举，动作做好后，前臂与手同时向相反方向用力，把颈椎牵开，然后一直持续用力，在此过程中边牵引边使其头部作前屈、后仰及左右旋转动作。在患者无不适的情况下，牵

引的时间越长越好。

（5）正坐，牵引完毕后，再用肩关节摇法对其两上肢分别操作1分钟，顺、逆时针两个方向旋转。最后，再次采用拿风池，拿肩井两法轻快地操作1遍（共约2分钟）。以两手小鱼际交替击打患者颈肩部肌肉半分钟结束。

● 自我按摩

（1）放松颈部肌肉：以食、中及无名指沿颈椎棘突两旁的肌肉揉捻，自枕部开始至手能摸到之处。两侧反复交替揉捏，在酸痛之处，有时可及条索状物，可重点揉，此处常为病变处。时间3～5分钟，局部肌肉发胀或发热效果会更好。本法也可用拇指揉捻。

（2）揉捻胸锁乳突肌：沿胸锁乳突肌的走行方向，用拇指重点揉捻，

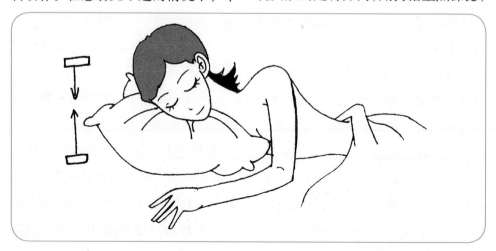

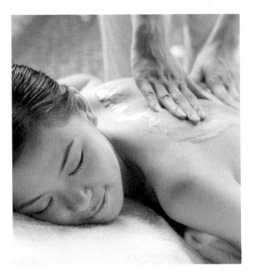

尤其是疼痛处，时间为3～5分钟。

（3）拿捏肩部：双手轮流拿捏对侧肩部，从颈部到肩外侧，2～3分钟。

（4）指揉肩胛内缘：以中指指腹在肩胛内缘疼痛处重点揉捻。常可摸到结节或条索状物。应持续3～5分钟。

（5）搓擦大椎：双手掌心相对搓擦，待发热后搓擦大椎及颈椎旁，力量不可过大，以免擦伤皮肤，至局部发热为止。

（6）点揉风池：双手拇指点按风池穴，可配合轻轻地揉动，至局部酸胀感出现，持续1分钟左右。

（7）逐渐缓慢活动颈部，做低头、抬头、转头及环转头部的动作，要尽可能加大活动范围。记住，一定要缓慢，各种方向活动5次左右。

（8）归挤法：双手掌在颈后交叉相握，用掌根归挤颈椎棘突两侧的肌肉。自上而下2～3分钟。

（9）拍肩：双手轮流以空掌拍击对侧肩部，1～2分钟。

（10）摩颈肩：双手轮流抚摩颈肩部，结束手法。

（11）如果有上肢麻木感时，可配合揉捏法沿麻木的上肢逐渐进行。若伴有头晕、头痛时，可配合头部的手法。

对颈椎病如果按照上述方法进行治疗，可以起到放松颈肩部肌肉、促进血液循环、改善局部症状的作用。

耳针疗法

取颈椎穴，配用神门、肝、肾相应部位。

颈椎病的预防

（1）经常做颈部的活动。

（2）防止颈部外伤，及时治疗落枕。

（3）纠正不良的体位姿势，如习惯低头的人。

（4）枕头不宜过高过低，其正常高度应为本身的两个拳头高。

（5）经常伏案的人应每隔1小时左右就站起来活动10分钟，尽量将颈项向上拔伸，并向多个方向活动。

（6）经常做足部颈项反射区的按摩。

治感冒的按摩方法

感冒俗称伤风，是由病毒或细菌引起的上呼吸道炎症，以冬春寒冷季节为多见。其症状表现为：怕冷，发热，鼻塞，流涕，咳嗽，头痛，或兼有肢体酸痛，心烦倦怠，咽喉疼痛，口干欲饮等症。

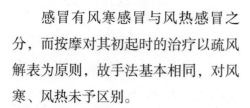

感冒有风寒感冒与风热感冒之分，而按摩对其初起时的治疗以疏风解表为原则，故手法基本相同，对风寒、风热未予区别。

▶ 按摩方法

（1）坐位，开天门，即术者立其前，两手扶住其头部两侧，并用两拇指指腹从印堂穴处交替向上推入发际，力量稍重，但不影响推动，时间约半分钟。

（2）上法完毕后，紧接着又用两拇指交错地在前额横向作往返推抹，力量要求同上，时间1分钟左右。完毕再用两拇指指腹分别按揉其两侧太阳穴，以有轻微的酸胀感为度，约半分钟。

（3）坐位，术者立其后，用屈指点法点按其两肺俞穴，以有较强的酸胀感并能耐受为宜，每穴半分钟。

（4）坐位，术者在其后用两手分别拿住其双肩，并用两手的食中指并拢，按揉其双侧胸部的中府穴，使轻微的酸胀感保持1分钟左右。

（5）坐位，用一手掌在其背部督脉及两侧膀胱经作往返摩擦，擦时从上往下，并以皮肤微红且有热感深透为度。

（6）坐位，用两手小鱼际交替击打其两侧颈肩部，动作轻快，力量适度，以其感到舒适为宜，时间约20秒。

（7）若鼻塞严重者，可加一手法，即用两拇指分别按揉其鼻翼两侧，每侧正好覆盖迎香、鼻通两穴，以酸胀为宜，约半分钟。

▶ 自我按摩

（1）两手拇指或中指分别置于

颈项两侧之风池穴处，逐渐用力作环形按揉约1分钟。

（2）两手食、中指分置印堂，沿眉上缘至太阳穴处，反复推抹约1分钟。

（3）两手五指微屈，彼此略分开，指腹着力于整个头部，反复快速梳擦约1分钟。

（4）两手指交叉抱着头颈，头稍后仰，然后用掌根挤提后颈部约1分钟。

（5）两手拇指交替着力，按揉合谷、内关、列缺、足三里，每穴约1分钟。

（6）两手拇指微屈，余指轻握拳，用拇指背侧沿鼻翼上下往返推擦约2分钟。

以上动作，每日早晚各做1次，用力要适度，用力过小，不能起到应有的刺激作用，用力过大，易擦破皮肤。

● 耳针疗法

取内鼻、肾上腺、肺穴。头痛者加额；咳嗽者加气管、支气管；发热者加耳尖（放血）、屏尖（放血）；胃纳不佳、腹胀、便秘者加胃、胰、胆；全身酸痛、乏力者加肾；咽喉痛、嘶哑者加咽喉。

高血压应如何按摩治疗

高血压是一种以动脉血压增高为临床表现的常见、多发性病症。临床上将高血压分为有原因可查的称之为继发性高血压（或称症状性高血压）和无明显原因可查的称之为原发性高血压（或称高血压病）。高血压病除动脉血压升高为特征外，还伴有血管、心、脑、肾、眼等器官的病变。以30～60岁为多见，60岁以上更多，男性多于女性。

● 按摩方法

（1）患者取坐势，术者立其体侧（先左后右）先用抹法在桥弓穴，自上而下地抹动，每处20～30次；五指拿法从前发际开始缓慢向后发际移动，由前至后5～8遍；再用拿法于天柱、风池穴。

（2）术者立至患者体前，在前额、目眶上下及鼻翼旁自人体正中线向两侧，做分抹法，约2分钟，再在前额部、太阳、百会穴处用一指禅推法或大鱼际揉法约10分钟，和用扫散法在头之两侧，各30秒。

（3）术者立至患者体侧，用五指拿法在头顶部5～8遍；拿风池、天柱穴，分别为20秒；再用按揉法施治于左右之肺俞、心俞、膈俞穴，每穴1～2分钟。

（4）术者立至患者身后，做拿肩井8～10次，搓肩背30秒，搓两肋30秒。

 自我按摩

自我按摩法可分为坐位及卧位两套。

坐位：

一般在白天进行，最好选择比较安静的场所。

（1）双手点揉攒竹、鱼腰、丝竹空、太阳穴，出现酸胀感后，再点揉半分钟。

（2）刮眼眶：双食指屈曲，以桡侧面轮流刮眼眶上下，时间为1～2分钟。

（3）双拇指按压风池穴，约半分钟后，揉按棘突两旁的肌肉至大椎穴，反复数遍。

（4）点揉百会，四神聪穴，各1分钟。

（5）梳头、叩头：手法要求轻柔，约2分钟。

（6）双手握拳，沿腰椎棘突两边骶棘肌叩击，或用手背拍打，自上而下，反复数遍，至腰底部发热为止。

（7）摩胸：左手摩右胸，右手摩左胸，沿肋骨走行方向进行，4～5分钟后，拍打胸部数次。

（8）点按手三里、内外关、曲池穴各半分钟。

（9）双手掌相对搓擦发热后，摩擦面部，结束手法。

卧位：

一般在晨起或午休或睡前进行。要求全身放松，微微闭目，静卧3分钟后进行。

（1）揉按攒竹、鱼腰、太阳、印堂、睛明、百会、风池诸穴，可选择其中3～5个，各1分钟。

（2）指推眼眶，梳头，各1～2分钟。

（3）摩胸、拍胸，各2分钟。

（4）摩腹：沿任脉环形自上而下抚摩36遍。再按顺时针方向沿腹部环形抚摩，从右至左，抚摩36遍。

（5）搓擦涌泉穴2分钟，活动踝部数次，结束手法。耳针疗法

可选用耳尖（或耳背降压沟）放血，或取上角窝、交感、皮质下穴。

头痛者加额、枕；头晕者加肝、肾；心慌者加心；失眠者加神门。

按摩治疗面瘫

面瘫又称口眼喎斜、面神经麻痹。

大多因为睡卧受风或汗后面部感受风寒所致，另一种则属于中风后遗症。在现代医学里，前者叫周围性面瘫；后者叫中枢性面瘫。本篇着重讨论的是周围性面瘫，其特点为：发病突然，初起时有耳后疼痛，继而出现患侧前额抬头纹消失，眼睑闭合迟钝，鼻唇沟变平坦，嘴角歪向健侧，不能做蹙额、皱眉、露齿、鼓腮等动作，进食时食物常嵌在齿颊间等。

◆ 按摩方法

治疗本病的手法特点是：用力应先轻后重，即前几次治疗时手法力度较轻，但随着治疗次数的增多，力度则逐渐加大，使刺激量一次比一次重，最后保持这种刺激强度进行治疗。

（1）正坐，用拇指分别按揉其两侧的攒竹、迎香、太阳、下关、颊车等穴，以有酸胀感为度，每穴1分钟。

（2）正坐，术者立其前，用两中指分别勾住其两耳后的翳风穴作揉动，以酸胀为度。

（3）正坐，用两拇指按在其前额作交错的往返推抹，力量由轻逐渐加重，推抹速度也由慢逐渐加快，时间约2分钟。

（4）正坐，用食、中、无名指相并，在其患侧前额、脸、颊、口唇四周等部位作缓慢而均匀有力的摩揉，即边揉边作环旋移动，时间约3分钟，以局部发热为宜。

（5）正坐，一手握其手腕，另一手在合谷穴处施行拿法先轻后重，直至有强烈的酸胀感，并保持半分钟。完毕再进行另侧。

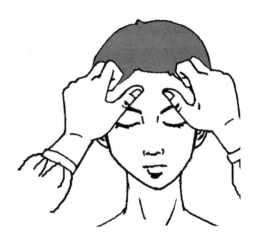

（6）正坐，用拿风池法操作1分钟。先轻后重，达到强烈的酸胀感。最后用小鱼际击打颈肩部半分钟结束。

◆ 自我按摩

（1）双手相对搓热之后点揉面部诸穴：

①点揉攒竹、阳白、鱼腰穴，各1分钟，伴以轻轻的拿捏。

②点揉承位、四白、迎香穴，各1分钟。

③点揉颊车、地仓、人中穴，各

1分钟。对此组穴位施用的力量可稍重些。

④点揉翳风，风池穴，各1～2分钟。

对以上4组穴位当依次点揉，总的要求手法要轻柔，轻点轻按轻揉。开始时感觉不太明显，逐渐手法力量可加大。

（2）提拿额部：从印堂穴开始，以拇、食指相对提捏，自内向外，自下而上，反复数遍。

（3）提捏眼周组织，主要是患侧眼周。沿眼睑上下提捏，反复数遍。

（4）提捏面部肌肉：从口角开始，向上沿鼻翼两侧至眼角，平行向外扩展，至颊车穴时向上提拿至耳前，反复数遍。

（5）叩面：四指张开，在面部做广泛、无规律的叩击，叩击的力量适中，面部有感觉即可，时间约2分钟。

（6）有意识地做鼓腮、耸鼻、皱眉等动作。

（7）干浴面：双手搓热后搓擦面部2分钟，结束手法。

耳针疗法

取口、眼、面颊区、皮质下、肝，酌配心、交感、肝、肾穴。

"偏瘫"的按摩疗法

"偏瘫"多为中风引起的后遗症，也可由于脑部的其他疾病或外伤引起。其症状主要有一侧上、下肢瘫痪，口眼喎斜，语言不利，口角流涎，漏食等。初期可见患者肢体软弱无力，知觉迟钝或稍有强硬，活动受限，以后逐渐趋于强直拘挛，肢体姿势常发生改变甚至畸形。本病主要为老年患者。对本病的按摩治疗必须在急性期以后进行（一般是发病2周以后），多以症状稳定为准，且一旦症状稳定则宜及早治疗。在施用手法时，需全身均操作，包括健侧身体（以患侧为主，健侧为辅），尤其对肢体末端手指及足趾，应仔细的按摩，以利于肢体功能的恢复。

按摩方法

（1）坐位或仰卧位，在患者头面部用治疗"面瘫"的按摩手法操作，用力均可稍重，时间约需6分钟。

（2）仰卧，一手握住患者腕部将其上肢向肩外上牵拉，另一手拇指点按腋下极泉穴，逐渐用力至出现酸胀感后，再进行弹拨，以加重刺激，约2分钟，然后用拇指依顺序按揉曲池、手三里、合谷穴各约半分钟。

（3）仰卧，先将肩关节反复摇动，操作约1分钟后，握住腕部向上提拉两下，再以双手掌夹住肩部反复搓揉，并逐渐向下移到上臂、前臂搓动，约1分钟。换成以双手拇指在患者手背部来回交替推抹，用力宜重，有推筋着骨之感。然后在各手指反复细致的捻搓片刻。

（4）仰卧，在颈部施拿揉夹喉穴手法，力量逐渐加重，约1分钟。再以中指同时点按胸部两中府穴，以酸胀为准，治疗约1分钟。

（5）仰卧，以双手拿大腿前侧，用力稍重由上向下反复5遍，然后重点拿揉血海、梁丘穴，较重用力地操作2分钟。再对掌击压大腿两侧，以大腿深部有酸痛感为佳，由上向下击压2遍。

（6）仰卧，将患者一下肢屈膝立于床上，在小腿后侧反复拿5遍，再点拿跟腱治疗3遍。再推抹脚背部

10余次，将下肢抬起做髋关节摇动，反复屈伸膝关节，然后托起足跟，做轻用力的拔伸踝关节，摇动踝关节，背屈扳踝关节，反复操作数遍。

（7）俯卧，分别用拇指和手掌，在脊柱两侧（以病侧为主）做揉推法，由上向下稍用力操作3～5遍。然后用拇指分推背部，双掌分推腰部，再用一手按压背心，另一手扳起患肩，对抗用力扳动3下，最后拿肩井治疗。

突然昏倒的按摩疗法

突然昏倒、不省人事在中医学里属晕厥的范畴，相当于现代医学中的休克，常常伴有面色苍白，四肢发冷，出冷汗等症状。

由于导致晕厥的原因有多种，故其相应的治疗方法也各不相同。在其他治疗条件不具备的情况下，按摩疗法是及时而必要的。

（1）晕厥发生后，应立即将患

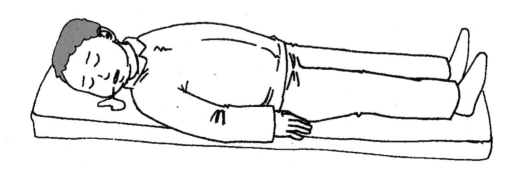

者平卧，头部放低（不用枕头）。若有痰鸣声则将其头偏向一边，以利排痰，然后清除口腔异物，取下假牙等。尽量不要搬动，若必须搬动则动作一定要平稳而轻。

（2）用拇指指端用力掐按其人中穴，持续 20 秒左右。再用两手拇指同时按揉其两手腕处的内关穴，力量以重为宜。穴位强刺激，目的在于使患者苏醒。

（3）一手握住其手腕，另一手用力拿合谷穴 20 下，一侧完毕再进行另一侧。

（4）一手托住其手腕背侧，另一手用拇指在前臂掌侧面作揉推，即从肘弯处开始，边揉动边往下移，直至手腕。力量偏重但要柔和，每侧操作 5 ~ 8 遍。

（5）仰卧，用两手拇指从其剑突下（心窝处）开始，分别沿着"八"字形的肋缘向下、外侧推去，力量中等，反复推 10 遍。

（6）用小鱼际擦法来回摩擦两侧涌泉穴，均以发热为度。

头痛的按摩疗法

头痛属于一种常见的自觉症状，可见于多种急慢性疾病，如感冒、鼻窦炎、高血压、脑震荡后遗症等。其疼痛特点按性质可分为胀痛、昏痛、空痛、刺痛等；按部位可分为前额痛、偏头痛、枕部痛、头顶痛、全头痛等。其伴随症状由于病因不同而各自相异。

按摩方法

不论何种病因所致的头痛，按摩治疗的主要手法都基本相同，另再配合病因治疗即可，其中尤以感冒头痛、高血压头痛、偏头痛的疗效较好。

（1）仰卧，术者坐其头顶上方，两手拇指按在两侧眉毛中点的鱼腰穴，然后同时垂直推入发际，力量重滞，推动缓慢，且以推动过程中有胀感为佳，反复推 20 次。完毕再用一只手的拇指从两眉之间的印堂穴开始，如法推至其头顶百会穴，反复 20 次，操作要求同上。

（2）仰卧，术者用一只手的拇指按在其一侧足背的太冲穴，食、中指则按在足底的涌泉穴，然后相对用力，一松一紧地按压出强烈的酸胀感，每侧进行 1 分钟。

（3）正坐，术者立其前，用两手中指分别按在其两侧头处的角孙穴揉动，按揉出较强的酸胀感并持续 1 分钟。完毕再用两手的拇指分别按其两侧太阳穴，操作要求同上。

（4）正坐，用两手拇指在其额头做交替的往返推揉，力量稍重，以不影响拇指的来回推动为宜，时间约1分钟。

（5）正坐，一手扶其枕部，另一手用食、中、无名、小指作梳子状，从前额发际往后梳，用力较重，梳通整个头部（反复进行），时间约1分钟。

● 自我按摩

（1）两手五指微屈，彼此张开，指端着力，由前额部向后枕部按摩，反复施术2分钟。然后，两手中指重叠，用力点按百会穴1分钟。

（2）两手掌根或小鱼际紧贴前额部，由中间向两边抹动1分钟。

（3）两手拇指腹点揉太阳穴，先轻后重约1分钟。然后，两手五指交叉，用手掌反复夹提颈项肌约1分钟。

（4）两手拇指置于风池穴处，其余四指固定在后枕部，用力点按或按揉约1分钟。

（5）两手拇指分别掐按合谷、太冲，力量宜重，以有酸胀麻痛为度。

（6）将右足搁于左腿上，右手掌贴在左膝上，左手掌小鱼际置于足心涌泉穴处，两手同时按摩约1分钟，换左足亦然。

● 耳针疗法

取脑干、神门、枕、额、皮质下。酌情配合心、交感、肝、肾。

按摩治疗失眠

失眠即经常不能获得正常的睡眠。轻者入睡困难，或睡而不酣，时眠时醒，醒后不能再入睡，严重者则可能彻夜不眠。本病可兼有头痛、头

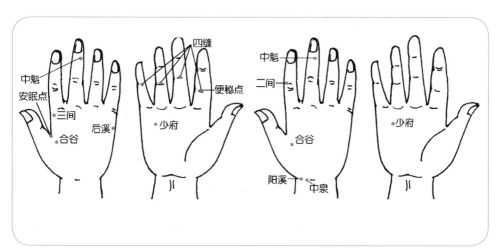

晕、心悸、健忘等症，多由于精神过度紧张，忧虑太甚，暴怒以及年老体虚所致。另外就是脑部疾患者（如外伤、脑血管意外等）多有不同程度的失眠。

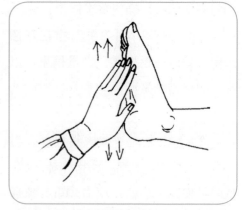

● 按摩方法

本病的手法操作特点是轻柔、缓慢，具体运用时要注意，如果用力不当、过重、过猛则使效果适得其反。治疗须每天坚持，且最好在临睡前进行，那样效果更好。

（1）仰卧闭眼，术者坐其头顶上方，先用两拇指指腹分别按揉两侧眉中的鱼腰穴，约1分钟。然后从鱼腰穴垂直推入发际，反复推30次。完毕再用一个拇指如法从印堂推至头顶百会穴，亦反复30次。

（2）仰卧，用"8"字揉法在其两眼眶轻缓而连贯地操作20遍。

（3）仰卧，术者坐其头顶上方，两手大鱼际分别在其两太阳穴作轻柔的揉动，时间约1分钟，以患者感觉舒适为佳。

（4）仰卧，术者坐其身旁，面朝着患者然后和一手的食、中、无名、小指对其作梳头动作，操作时以指甲刮着其头皮为宜，从前往后梳1分钟。

（5）俯卧，用捏脊法从腰至颈

操作10遍，用力柔和连贯，移动缓慢，以患者感觉舒适为佳。

（6）擦涌泉，以局部发热并渗透为佳。

● 自我按摩

（1）两手拇指分别掐、揉足三里、三阴交、涌泉，每穴约半分钟。

（2）两手拇指微屈，用关节突出处，自上而下揉擦腰骶部脊柱两侧约2分钟。

（3）仰卧，两手掌指重叠于腹部，以肚脐为中心作顺时针方向反复环形摩动约3分钟。

（4）两手掌根分别按揉太阳穴，顺、逆时针方向各约1分钟。再用两拇指分别按揉风池穴约1分钟。然后两手食、中指反复推抹前额约1分钟。

（5）两手指微屈，指腹着力，反复擦啄全头部约2分钟。

可取神门、皮质下。

按摩治疗糖尿病

糖尿病以口渴多饮、多食易饥、尿多及形体消瘦无力为特征，可伴有汗多、气短、精神倦怠或畏寒肢冷、腰腿酸软、面色黧黑等症。中医认为，其发病原因多由长期饮食无节制、过食肥甘厚味醇酒而损伤脾胃，化燥伤津，以及长期精神郁闷、或房事不节、劳欲过度，耗伤阴精所致。

另外，对于有好发痈疖，视力减退，外阴瘙痒，肢体麻木，原因不明的昏迷等表现的人，也应考虑到糖尿病的可能性。

• 按摩方法

其按摩治疗手法要求轻快、柔和，时间也宜长一些。

（1）仰卧，先在头面部做开天

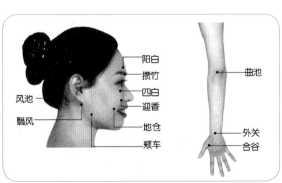

门、推坎宫手法操作，50 ~ 100 次，力量稍重，再以双掌揉太阳穴，约 3 分钟，以两拇指按揉迎香穴、四白穴，约 2 分钟，均以出现酸胀感为准。然后由前向后做梳头法操作，力量宜轻，动作宜缓，反复 10 次。

（2）仰卧，将两上肢分别用搓法治疗半分钟，方向由肩向腕部操作 3 ~ 5 遍，然后在上肢依顺序分别按揉患者的手掌心部（劳宫穴）、曲池穴、极泉穴各约半分钟。再一手牵拉患者的手腕，另一手以四指掌面，由患者上肢的内面，从手腕推，上到腋下极泉穴，紧贴皮肤反复操作 20 遍。

（3）仰卧，以单手拇指从腹部鸠尾穴，向下推到肚脐，紧贴皮肤，慢慢推下，反复 50 次。再换用手掌在腹部摩腹治疗，约 10 分钟。然后以双手掌，由身体两侧软肋处，斜向中部肚脐合推，反复约 10 次。

（4）仰卧，以双手拿患者大腿前侧，反复拿揉约 1 分钟。再依顺序按揉双下肢涌泉穴、公孙穴、太溪穴，两侧同时操作各穴半分钟，以酸胀为度。然后用手掌部，沿下肢内侧面，从踝关节向上推到大腿根部，每侧反复 5 遍，动作宜缓。

（5）俯卧，在头部用五

51

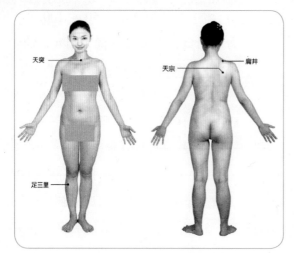

发热的感觉。

（2）搓背：以手背代掌在同侧背部搓擦，待发热后交换另一手，交替进行，约2分钟。

（3）摩腹：手掌在腹部轻轻抚摩，按逆时针方向进行，尤其在关元、气海穴重点按摩，100～200次。

（4）点揉内关、足三里、手三里穴，各1分钟。

（5）搓擦涌泉：双手摩擦发热后，搓擦涌泉。

（6）双拳轻叩腰背部，力量适中，当感到酸胀、发热时，结束手法。

在应用自我按摩时，患者一定要做到对自己的病情心中有数。若血糖值较高，尿糖也较多，症状比较严重，则需要配合药物进行治疗，切不可自己任意停药；若症状较轻，仍可进行自我按摩。

指抓拿法从前部向后到颈项操作，反复10～20遍，紧接着换成拿颈项风池手法操作，由上向下反复拿动1分钟，再换在背部做五指抓拿手法治疗，由背上部操作至腰，反复10遍，力量稍重且轻快。

（6）俯卧，以拇指在背部两侧分别按揉肺俞穴、肾俞穴和八髎穴外侧的敏感部位，以酸胀为度，各约1分钟。再由下向上行捏脊手法，反复7～9遍，力量稍轻揉。最后用双拳拳面轻揉，快速地击打整个背部、腰骶部约半分钟。

自我按摩

（1）点揉背俞穴：握拳从突起处沿脊柱两旁自上而下做揉捻动作。在第八胸椎棘旁为胰俞穴处，要重点揉捻。反复数遍，约3分钟，最好有

耳针疗法

以口渴善饮为主的取肺、胰、内分泌，配用口、渴点、垂体穴。

以善食易饥为主的取脾、胃、胰，配用饥点、口、垂体穴。

以小便频多为主的取肾、膀胱、丘脑，配用内分泌穴。以上每次取3～5穴，10次为1个疗程。

Part 2 中篇 手 部

　　手部作为人体中最关键的部位之一，上面分布着许多穴位，如劳宫穴、鱼际穴、合谷穴、神门穴、少府穴等。这些穴位是人体经络的起点，对应着身体的不同器官，可以反映全身五脏六腑的健康状况。经常按摩不但可以强身健体，还能起到治疗疾病的作用。再者，手部按摩便捷实用，可以经常做，适合每一个人。

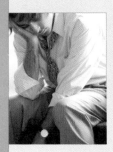
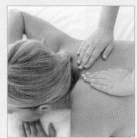
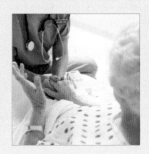
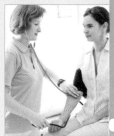

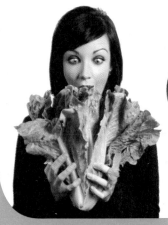

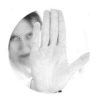

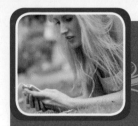

掌纹的意义及对应病症

每个人手的色泽、形态、掌纹各异。伸开你的手，纵横交错的掌纹便透露了你与生俱来的身体素质、目前的身体状况和将来的患病倾向。

掌纹只在胎生的灵长类动物和人类中存在，而人类的手纹较灵长类动物更丰富和多变，掌纹是同人的大脑共同进化的结果。皮纹在胚胎第13周开始发育，在19周左右形成，真皮乳头向表皮突出，形成许多较整齐的乳头线（也称脊纹），在脊纹之间形成许多凹陷的沟，脊和沟构成了指纹和掌纹。指纹在初生时已定型，一般终生不变，而掌纹则随着年龄，经历，生活环境，饮食习惯和疾病状态而发生变化。

掌纹具有遗传性，包括生理和病理纹的遗传，例"通贯掌"是一种较特殊的纹型，这种纹多有遗传性，其人的体质、智力、寿命、疾病的发展状况均与父母情况接近。

手与智力的发育有着最密切的关系，智力低的人，手上的纹少而粗；用脑过度，神经衰弱的人，手上的纹则繁乱细杂。智力存在着遗传因素，但同时与后天培养有关，手和脑及外界的信息交流，逐渐形成一种模式，而成为一种特定的手纹留在手上，所以开朗或忧郁的性格，可以通过手纹不同程度地表现出来。国外有人将手型分为7种，即劳动型、方正型、艺术型、活动型、哲理型、精神型和混合型。各型具有不同的心理特征。国内有人观察一般智慧线平短粗的人，易固执己见，而细长弧形的人，则多愁善感，感情丰富。

传统的中医理论认为人体是一个统一的整体，人的每一个局部都与全身脏腑、经络、气血有密切关联，所

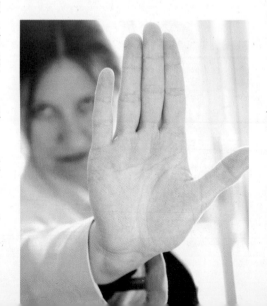

以诊治疾病时，可以通过五官、形体、色脉等外在变化，了解人的内脏健康状况。在明朝，小儿食指指纹诊法已被广泛应用。另外流传于民间的"手相术"中也包括了许多有价值的掌纹资料。现代信息论认为，人体是一个完善高级的自控系统，各组成部分相互联系，信息互往，手部由于血管神经分布密集，与大脑联系密切，所以手是人体信息相对集中的部位。

手纹诊病学说，正是在传统中医理论的指导下，结合现代信息论的观点，挖掘整理手相术中大量有价值的手纹资料，经过许多临床医师长期艰苦的临床观察整理，而逐渐形成的一种诊病方法。由于手纹诊病具有无创、简单、易行、易于普及等特点，所以可以作为一种辅助诊断的方法，在保健、预防疾病的过程中发挥作用，但不能把手纹诊病绝对化、神化，更不能单纯依靠手纹来诊断疾病。本章向您介绍一些手纹诊病的基本知识，希望能在家庭保健中发挥作用。

掌纹及其对应病症

纹线以数字表示。手部定位：手尖为上，手腕为下，拇指为左，小指为右。

● 1线（图1）

别称：远端横曲线，小指根下横曲线，天线，感情线。

部位：从手掌的尺侧向食指与中指之间下方走行。呈弧形上翘。

生理形态：深长，明晰，颜色红润，向下的分支少为正常，有向上分支或辅助线。

对应内脏：长度和走向反映消化系统的功能状况；无名指到中指一段，反映呼吸功能的强弱；无名指到小指，反映泌尿生殖乳腺情况。

病理形态：过于长而且直，止于食指第三指关节腔下缘的人，常患胃肠自主神经功能紊乱（图2）；止于食指与中指缝内，多有多年胃病史（图3）；同时具有（图4）两种纹线，常提示消化吸收功能不良。从无名指至中指一段（图5）分枝多而乱或有数条细竖纹横切，多提示患慢性支气管炎或支气管扩张。无名指下有岛纹，多见于眼及视神经方面异常（图6）。

始端大岛纹，多见于听神经异常（图7）。1线发生畸断，提示肝的能力较差，或早年患过严重疾病，引起肝脏的免疫功能改变（图8）；若1线在无名指下部被2条竖线切断者，提示血压不稳定；在竖线两旁有脂肪

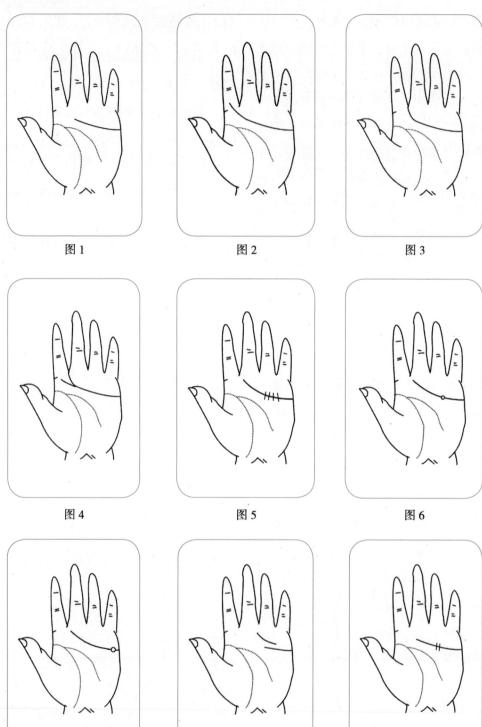

图1　　　　　　　　图2　　　　　　　　图3

图4　　　　　　　　图5　　　　　　　　图6

图7　　　　　　　　图8　　　　　　　　图9

隆起，多患高脂血症（图9）。

● 2线（图10）

位于手掌中央，起于食指第三指关节腔的边缘，向小鱼际抛行，止于无名指中线。

生理形态：粗而长，明晰不断。颜色红润略下垂，近掌心末端可有分支。

对应内脏：与大脑及神经系统功能密切相关。所揭示疾病，偏重于神经、精神方面及心血管系统。

病理形态：2线过于平直，提示此人头脑固执、急躁（图11）。2线中有大岛联接，多提示患眩晕症或梅尼埃综合征（图12）。2线中断，或分成2～3支，多患心脏病（图13）；常见于先天性风湿性心脏病。2线与3线相交处出现数个较明显的小岛纹时，提示幼年时营养不良（图14）。2线过长，纹理乱，提示有神经官能症（图15）。2线上出现正

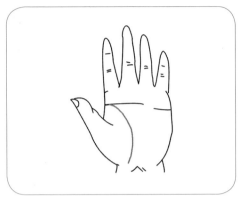

图11

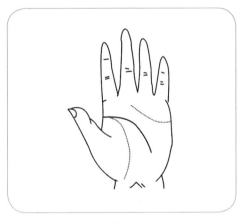

图12

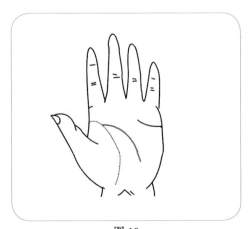

图10

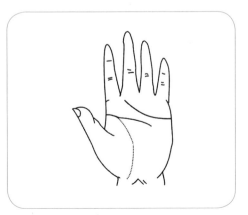

图13

57

方形，位于劳宫穴附近，多有脑震荡史（图16），或有过全麻手术史、腰椎骨折等。在无名指下方出现方格，多见于肠粘连和腹部外伤患者（图17）。2线上有明显十字纹，可能患冠心病（图18）；若发展成米状线时，多提示有血管性头痛或心绞痛（图19）。

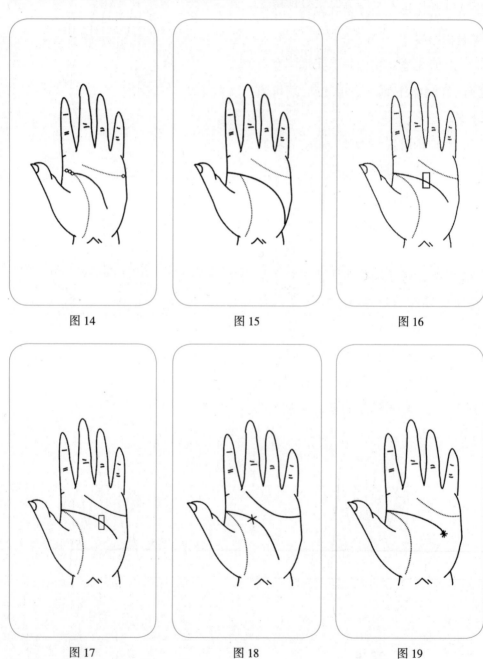

图14   图15   图16

图17   图18   图19

3线（图20）

别称：大鱼际曲线，大鱼际抛物线，生命线，地线。

部位：起于拇指指根线与食指指根线中点，环绕拇指及大鱼际。

生理形态：大鱼际圆弧切线至中指中线者（图21），多为身体健康。起点偏高，身体基本健康，但肝气偏旺，性情易急躁；起点偏低者，脾土虚弱，易精力不足（图22）。

对应内脏：多与肝、脾等功能相关，可提示人的体质、精力、能力、健康状况及疾病情况。

病理形态：3线内侧有一条附加线，多见肠道功能失调，便秘或腹泻。若在此线上出现米状或井状纹时，提示肠炎（图23）。3线包围的面积小，提示体质弱，易患消化系统疾患，或不孕（育）症（图24）。

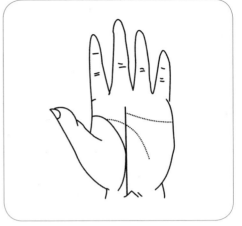

图 21

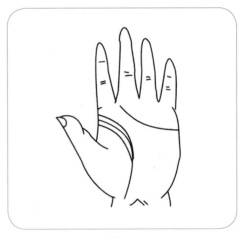

图 22

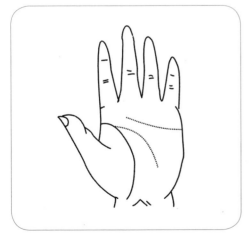

图 20

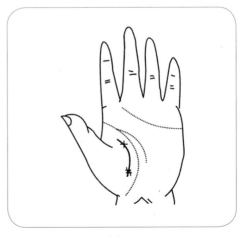

图 23

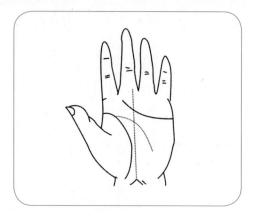

图 24

● 4 线（图 25）

别称：健康线。

部位：起于大鱼际，斜行向小指方向，一直可到小指根部 1 线上。

生理形态：健康人很少出现此线。

对应内脏：与身体的免疫系统相关。

病理形态：肝、肾功能较差或慢性呼吸系统疾病的患者，4 线多深而明显。

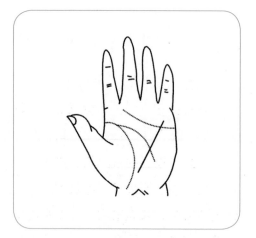

图 25

● 5 线（图 26）

别称：亦称玉柱线。

部位：从手掌下方穿过手心（明堂），到达中指下方。

生理形态：细而长，笔直而上，明晰不断，颜色粉红。

对应内脏：主要对应心、肺功能。

病理形态：线越长健康状况越不好，线的某一部位，代表一定年龄段（图 27）。线短者，提示在出现线所代表的时期有过患病史，现已痊愈。

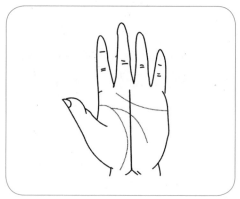

图 26

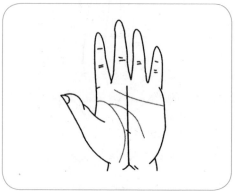

图 27

6线（图28）

别称：干扰线。

部位：横切各主线或某辅线的不正常纹线，故位置不固定。

病理形态：纹理较深，长度超过1厘米，病理意义大。3线上干扰线的位置可判断发病年龄，四指在3线上的投影区，各代表一个年龄段（图

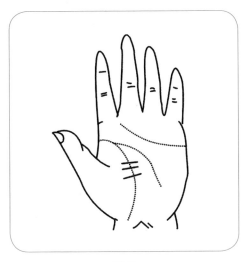

图 28

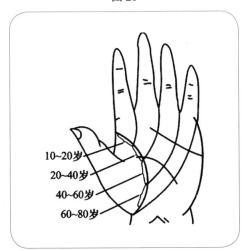

图 29

29）。3线上端为少年，末端为老年。

7线（图30）

别称：太阳线。

部位：位于无名指下，比5线短。临床较少见。

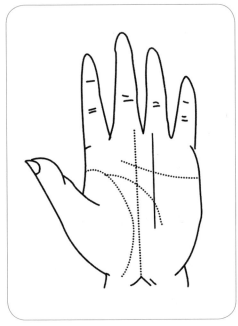

图 30

8线（图31）

别称：放纵线。

部位：在月丘下方稍低部。一般人少见。

病理形态：纹线丑长，向3线延伸，提示生活不规律，如长期熬夜，性生活放纵，嗜烟嗜酒，长期服用安眠药、麻醉品。

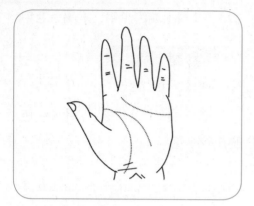

图 31

● 9 线（图 32）

别称：金星线。

部位：起于食指与中指的指缝下缘，止于无名指与小指的指缝下缘的弧线。

对应内脏：有此线者多为过敏体质，如易对食物、药物过敏，或患过敏性鼻炎、过敏性哮喘等。若患不孕（育）症，夫妻双方手上均有9线，则应排除精子或卵子是否具有抗体而引起的不孕症。

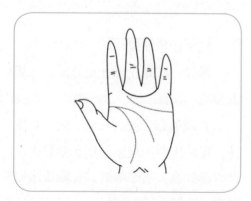

图 32

● 10 线（图 33）

部位：在中指基底部，为一弧形半月圆，为一病理线。

疾病倾向：提示肝气郁结，情志不畅。多表现为性格孤僻。有近视眼家族史者易出现此线。

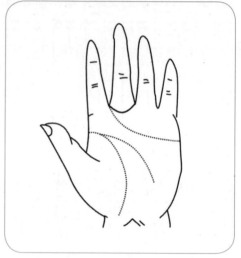

图 33

● 11 线（图 34）

别称：性线。

部位：位于小指根丘部下，1 线之上的短线，长度约至小指中心线。一般人可有 2 ~ 3 条。

生理形态：深平练直，明晰不断，颜色浅红。

对应内脏：泌尿生殖功能。

病理形态：短或缺少者，女性多见不孕症，月经失调，子宫发育不良；男性则多见少精症，无精症，阳痿症等。若此线过长或向无名指延伸，提示患胃炎或前列腺炎。若有米状纹或干扰线出现，则更支持此诊断（图35）。

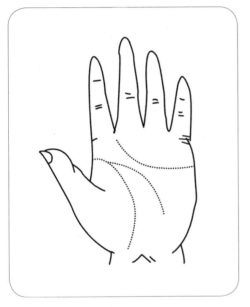

图 34

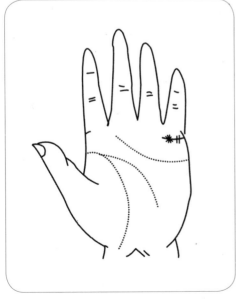

图 35

12 线（图 36）

别称：肝病线，酒线。

部位：起于 1 线与小指根线间连线中点，大致与 1 线平行延伸，为一病理线。

疾病倾向：肝脏对酒精的解毒能力差，多见于酒精过量者，或嗜酒者，易患酒精中毒性肝硬化，或见于慢性肝炎患者。

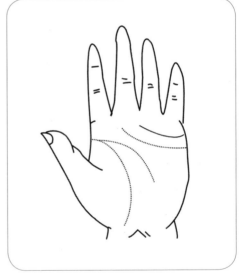

图 36

13 线（图 37）

别称：悉尼线。

部位：是一种 2 线的变异掌纹，2 线一直延伸到掌端。为一病理掌纹。

疾病倾向：多见于先天风疹，白血病，唐氏综合征，智力低下。肝癌，血液病，银屑病的患者亦可见此掌纹。

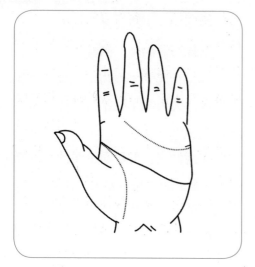

图37

● **14线（图38）**

别称：通贯掌。

部位：1线缺如，2线横贯掌心。

提示：具有此种掌纹者体质、智力、寿命、疾病的发展状况，均与父母状况接近。

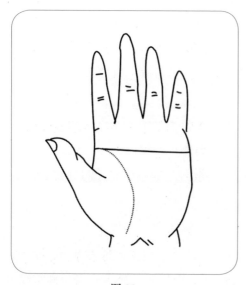

图38

手掌上的丘

"丘"，即手掌上的凸凹部分。

手掌上的每一个丘都拥有一个可爱的名字，如木星丘、金星丘、太阳丘、月丘……这些命名，并没有迷信色彩，只是一种命名方法，一种符号，就像人的姓名一样。

这些名称的取法一方面渊源于"五行"学说——万物万象可分类的金、木、水、火、土这五大元素。另一是归因于古老的观念——把太阳、月亮当作宇宙的代表，这样，一个无边无际的庞大宇宙就会浓缩于一掌之中。

手掌上"丘"的分野"木星丘"在食指的下方，"土星丘"在中指的下方，"太阳丘"在无名指下方，"水星丘"在小指的下方。手掌中央的部分，不是丘，称作"火星平原"，其右侧近拇指处的隆起部分是"第一火星丘"，而左侧近小指处的隆起部分则为"第二火星丘"。拇指根部的隆起部分称作"金星丘"，在第二火星丘下，直到手腕线的隆起部分称作"月丘"。

在手掌的各种丘中，最主要的是金星丘。金星丘的状态，它的颜色、弹性、光泽和凹凸，象征着人的生命力、活力和精力的强弱，我们应该经常观察金星丘的变化。身体健壮的人多数具有良好的金星丘。丰满发达的金星丘，它的拇指也强健有力，而且生命线形成丰盈的曲线。

观察手相中的丘时，无论是金星丘、火星丘或其他的丘，必须具备一个基本的常识，即丘的颜色和隆起形状是否发生异常，如果发生异常很可能意味着人体健康的变化。

就颜色而言，丘的全体带浅粉红色是理想的，若呈晦暗色、紫色或红痣般的颜色，且色枯无华，则是危险信号，而丘中斑点的出现，也不利于人体健康。

关于丘的隆起，无论是金星丘、月丘、太阳丘还是其他丘，决不能以一个丘的隆起状态来分析健康的变化。手相中的丘是互相关联的整体。金星丘与月丘，第一火星丘与第二火星丘，木星丘与水星丘，土星丘与太阳丘，彼此相互比较参照，才能根据隆起状态、颜色变化做出较正确的判断。

中国的传统手相把手掌与人体五脏六腑的关联分位，是用易经中的八卦方位学原理来划分的。按丘来划分手掌与五脏六腑的对应方法，是中西结合的现代划法。

中国传统的八卦九宫方位，所对应的五脏六腑，主要是偏重在该部的气色好坏，是否有青筋浮起，以及位置的隆起或低陷等来观察疾病的发生和预测。而现代手相的各丘分野，则偏重在该位是否出现特殊作用的纹线，主线强弱等，以线纹来判断身体的健康与否。所以两者在实际应用的时候，并不发生冲突。现在以丘作为手掌的分野，是比较流行的方法，因为"丘"比八卦要容易记。以下我们将重点介绍"丘"的分野情况。

（1）木星丘

木星丘位于食指的根底位置，代表肝脏及消化系统功能的强弱。

木星丘水肿，纹线杂乱，预示着可能有肝及消化系统疾患。

（2）土星丘

土星丘位于中指的根底位置，与金星丘一样代表循环系统及心脏功能的强弱。

土星丘浮肿，纹线杂乱且呈现赤红斑点，预示有心脏疾病。

（3）太阳丘

太阳丘位于无名指的根底底部，

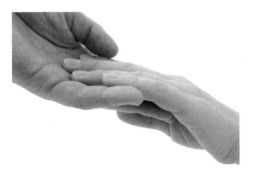

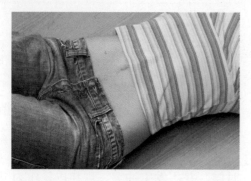

代表视觉系统及感觉器官。太阳丘水肿或纹线杂乱，预示有闹眼疾或耳疾等病。

（4）水星丘

水星丘位于小指的根底位置，代表生殖器官及呼吸器官的功能。如果此处出现斑点或纹线混乱，预示可能患生殖器官疾病和呼吸器官疾病。

（5）第一火星丘

第一火星丘，在木星丘的下方，代表着肝脏和胃肠的功能变化。此外如多皱或浮肿，或颜色变异，可能是肝或胃肠有病变。

（6）第二火星丘

第二火星丘在水星丘下方，代表肾功能强弱。如此处水肿，纹线混乱，颜色黄白，可能是肾功能出了问题。

（7）金星丘

金星丘在大拇指的下端，生命线所包围的位置，代表心脏及消化系统功能的强弱及健康情形。若此处有紫色斑点或出现紫红颜色，预示心脏出

了问题；若整个手掌均呈现紫红色，那就说明整个循环系统均出现了障碍。

（8）月丘

月丘在第二火星丘下方，代表着循环器官系统的健康反映。若此处颜色反常，出现杂乱纹线，那就是循环器官有病变。

（9）火星平原

火星平原在金星丘与月丘之间的一段狭长的掌心地带，代表着血压及神经系统的功能强弱。

延伸阅读

手部按摩口诀

正所谓：十指连心。手部穴位非常多，只要经常按摩绝对有百利而无一害。下面是手部按摩的一些口诀，可以帮助大家更好的保健身体，去除疾病。

十个手指常揉揉，头痛失眠不回头；

常揉拇指健健脑，常揉食指肠胃好；

中指常揉保心脏，环指常揉保护肝；

强壮腰肾揉小指，十指对力强大心；

双手对插能醒脑，旋转关节通经脉；

反掌伸展解乏力，常按四关气血行；

摇肩转臂治颈椎，甲角切切神气爽。

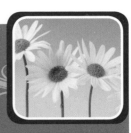

手部疗法的操作手法

专业的穴位疗法常常要凭借针、灸等工具，而本节所介绍的是随时随地都能独自进行的疗法，期间只要注意一些要领，任何人都可以做指压、推擦等。

简单地说，所有手法都要持久、有力、均匀、柔和，从而达到深透和渗透的目的。

所谓"持久"，是指手法要按要求作用一段时间。所谓"有力"，是指手法要有一定的力度，达到一定的深度。有力并不是指力越大越好，在用力时应根据体质选择适当的力量，力量是可大可小的，大时力量可达肌肉、骨骼，小时仅达皮肤和皮下。所谓"均匀"，是指手法的力量、速度及操作幅度要均匀，力量不可时轻时重，速度不可时快时慢，幅度不可时大时小。在改变力量、速度、幅度时要逐渐地、均匀地变化。所谓"柔和"，是指手法要轻柔缓和，不使用蛮力、暴力，做到"轻而不浮，重而不滞，松而不懈，紧而不僵"。所谓"深透"，是指一些手法产生的效果从浅层组织渗透到深层组织，如应使摩法产生的热逐渐渗透到深层组织，这称为"透热"。

本书中所用的手法比较简单，有按、点、压、揉、推、搓、捏、擦等。

按法

按法，即是以拇指或食指、中指指腹着力于手的一定部位，垂直向下按压（图39）。

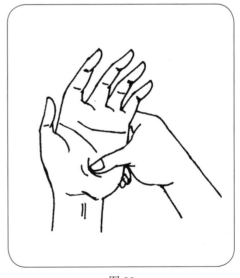

图39

◆ **动作要领**

（1）按压时应逐渐用力。

（2）根据患者体质、病症特点用力。

● 作用及应用

本法常与其他手法配合应用，如按压、按揉。

用于穴位、反应区。

● 注意事项

运用本法进行按摩时，应根据治疗部位，选择着力点，运用适当的力度。

点压法

点压法，以指端着力按压手部穴位（图40）。

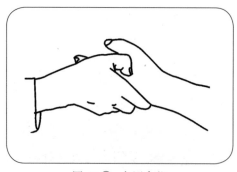

图40① 点压合谷

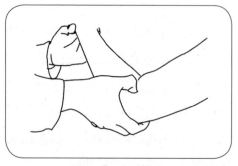

图40② 点压曲池

● 动作要领

（1）无论用拇指点，还是用食、中指点，手指都应用力保持一定姿势，避免在点按过程中出现手指的过伸或过屈而造成损伤。

（2）点法可在瞬间内用力点某一穴位；也可逐渐用力点按人体某些穴位。

● 作用及应用

本法有通经活络、通行脏腑、调理气机的作用，多用于止痛、急救，以及调理脏腑功能。具体应用时应根据具体情况，通过辨证选穴并配穴。

● 作用层次

本法作用层次较深。

● 本法特点

本法刺激力大，见效快。

● 注意事项

施用点压法时，应注意保护自己手指的同时，也应注意保护穴位处皮肤。

揉法

揉法，是以指端作用着力于

68

手肘部一定部位，做环旋运动（图41）。

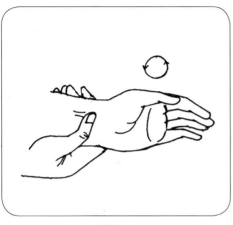

图41

动作要领

（1）应以肘腕肢体带动手指远端作小幅度的环旋揉动。

（2）着力部位要吸定于治疗部位，并带动深层组织。

（3）压力要均匀，动作要协调有节律。

（4）揉动的幅度应适中，不宜过大或过小。

作用及应用

多应用于穴位处或身体内脏反射区。

本法特点

作用于局部，轻柔缓和，刺激性中等，可用于手部任何部位。

推法

推法，是用手掌大小鱼际或指腹对手肘的一些部位着力，进行单方向的直线推动（图42）。

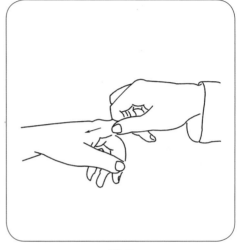

图42

动作要领

（1）着力部位要紧密接触，压力中等，做到轻而不浮，重而不滞。

（2）推时手指在前，手掌在后。

（3）应沿经络走行方向推动。

作用及应用

本法可通经活络、理气调气，治疗气机紊乱的症状，如呃逆、恶心、呕吐等。应用推法时应注意推动的方向，应循气血流动的方向推动。如胃气上逆的呕吐或肝气郁结，生气后引起的腹胀，应从上向下推。

● 作用层次

推法作用的层次可深可浅,应据具体情况而定。

● 本法特点

本法有明显的方向性。

● 注意事项

推法的压力要适中,方向要正确。

搓法

搓法,是用两手指夹住另一手指,相对用力,作相反方向的快速搓动,同时上下左右的往返移动(图43)。

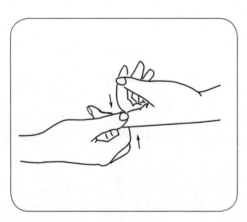

图43

● 动作要领

用力要对称,搓动要快,移动要慢。

● 搓法作用及应用

本法可舒筋、调和气血,用于手指为主。

● 作用层次

可从深层至浅层,即从肌肉层至皮肤、皮下。

● 本法特点

刺激性柔和,老少男女皆可应用。

● 注意事项

用力沉稳,移动速度要缓慢。

捏法

捏法,是以拇指指腹和中指或食指指腹夹起手部皮肤、肌肉,可边捏边交替前进(图44)。

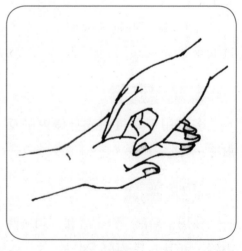

图44

捏拿肌肤松紧要适宜。

· 作用及应用

本法有很好地调节脏腑生理功能，特别是对胃肠功能有很好的调理作用。如捏胸腹区、胃、脾、大肠区等可调节内分泌及调理脾胃功能。

· 作用层次

在皮下。

· 注意事项

捏拿肌肤要松紧适宜，应避免肌肤从手指间滑脱。

擦法

擦法，以指腹着力于手的某部位，往返直线快速擦动（图45）。

· 动作要领

（1）无论上下擦、左右擦，都应沿直线往返，不可歪斜。

（2）着力部位要紧贴皮肤，压力适中。

（3）动作连续，速度均匀且快，要有一定往返距离。

· 作用及应用

本法用于温通经络，培补气血，治疗寒性、虚性疾病。

· 作用层次

为由浅至深。

· 本法特点

用力虽小，但产生的热能透过深层组织。

· 注意事项

治疗部位可涂适量润滑剂，如按摩乳、擦手霜、甘油等。本法多在最后，多用于反射区域。

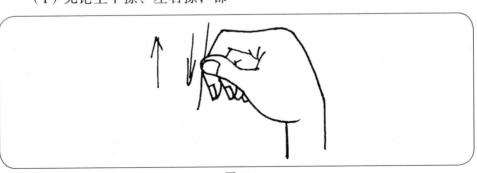

图45

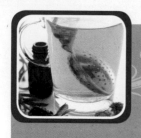

常见病的
手部疗法

肝病是严重威胁人身体健康和影响人们生活质量的疾病，因此，平时我们就要建立一个良好的养肝、护肝习惯，而且要做到定期进行身体检查，做好防治工作。

一些慢性疾病或不适症状，药物疗效差，病情容易反复，迁延不愈，影响正常生活。选择家庭自我按摩疗法，坚持不懈，常可收到满意的效果。

咽痛的手部按摩法

● 手诊所见

（1）肺经、大肠经所在的拇指、食指指腹潮红（图46）。

（2）艮位潮红，时有青盘浮露（图46）。

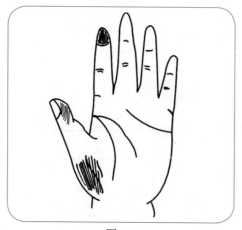

图46

（3）手背中指根下方，可触及压痛点。

● 治疗方法

（1）取穴：大肠经的商阳和合谷。商阳，位于食指指甲生长之际，靠拇指侧稍下方；合谷，位于食指和拇指之间，离连接处约拇指的第一关节长度的距离（图47）。

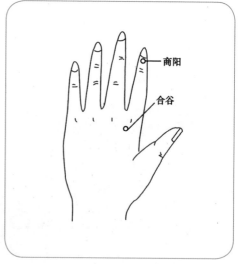

商阳

合谷

图47

（2）以强刺激按压商阳、合谷10～20次，即可感到咽痛逐渐减轻。

手部按摩治疗咳嗽

手诊所见

（1）拇指、食指指端红润。

（2）艮位潮红，说明为新病；色青暗，间有紫色淤斑者，多为病程较长，迁延难愈（图48）。

（3）中指根部下方偶见青暗（图49）。

（4）兑位纹乱（图48）。

（5）1线有纵纹（图49）。

（6）伴有过敏体质者，可有9线出现（图48）。

（7）多见长甲，甲上伴有纵沟，尤拇指、食指多见。病程久者，甲长而弯曲（图50~图52）。

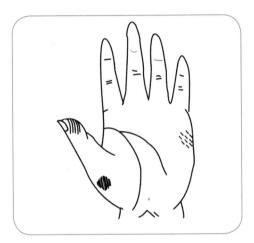

图48

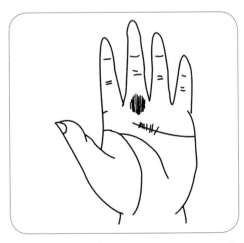

图49

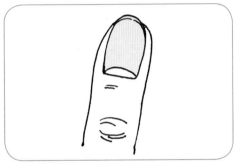

图50

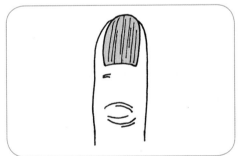

图51

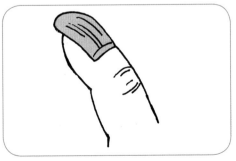

图52

73

（1）取穴：对于治疗咳嗽的有效穴位，多位于面与颈部，位于腕部的太渊穴，也是十分有效的穴位。太渊，位于腕内侧横纹，临拇指侧的末端，可触及桡动脉搏动的位置。另外，咳喘点，位于手掌侧食指与中指之间，向腕关节移动1厘米处。胸腔、呼吸器区位于大鱼际外侧（图53）。

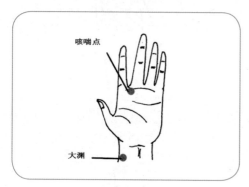

图53

（2）指压法刺激，10～15次，以穴道周围温暖潮热为宜。

（3）另外，对病程较长的咳嗽，按压咳喘点，同时对胸腔、呼吸器区推擦按揉，局部皮肤发热、发红即止。

心悸按摩疗法

● 手诊所见

（1）心包区发青暗，时有＊状纹（图54）。

（2）手掌无名指与小指之间下方发青，偶有＊状纹出现（图54）。

（3）心包区有明显压痛。

● 治疗方法

（1）取穴：少冲，位于小指指甲生长之际，靠无名指侧下方；中冲，位于中指指甲生长之际，靠食指侧下方；心包区，位于手掌中央部；神门，位于腕横纹，靠小指侧的肌腱内侧；内关，位于腕横纹向肘方向移二横指，两骨两筋之间处（图55、图56）。

（2）首先，按压推揉心包区，至皮肤潮红发热。

（3）同时，刺激内关。当右侧伴有胸痛时，刺激右侧手腕的内关；当左侧的胸痛时，则刺激左侧手腕的内关。

（4）另外，辅以对神门、中冲、少冲等做强刺激的指压，更能达到效果。

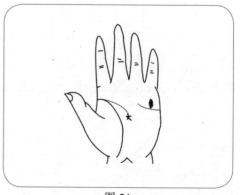

图54

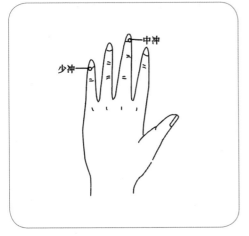

图 55

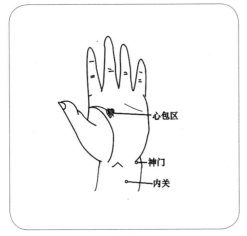

图 56

睡不醒的按摩疗法

手诊所见

（1）手掌圆型，肉厚而柔软，掌色稍白。

（2）艮位饱满、少泽，常可见细碎纹理（图 57）。

（3）巽位有青筋隐现（图 57）。

治疗方法

（1）取穴：胃、脾、大肠区和健理三针区；内关，位于腕横纹中点向肘关节方向移两横指，在两骨两筋之间；中冲，位于中指指甲生长际，临食指侧的下方；肾穴，位于手掌侧，小指第一关节横纹中央（图 58、图 59）。

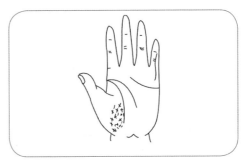

图 57

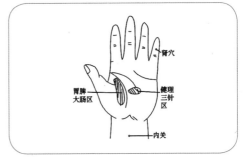

图 58

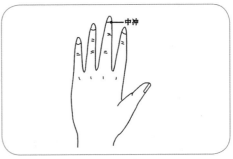

图 59

（2）对于脾胃虚弱的患者，首先按压胃、脾、大肠区及健理三针区，可健脾养胃、调节脾胃功能。每日按压推揉20次左右，手法稍重刺激。

（3）对于外感湿邪、痰湿内阻的患者，刺激脾经上的穴位，相当有效。揉捏按压中冲穴，以健脾化痰。如在开会、行车时，出现睡意，就稍事休息，并对中冲仔细地揉捏，睡意会自然而然地消失。每次可作20～30次揉捏按压即见效。

（4）对肾阳不足的高龄人，在刺激中冲、内关的同时，指压肾穴，可见效。

手部按摩治疗失眠

● 手诊所见

（1）手掌色暗或苍白，大小鱼际凹陷，弹性差。

（2）艮位纹理紊乱（图60）。

（3）掌心青紫触及有压痛（图60）。

● 治疗方法

（1）取穴：中冲，位于中指指甲生长之际，临食指侧下方；内关，位于腕横纹向肘侧移两横指的两骨两筋间；手三里，位于肘旁曲所形成的

横纹末端，与桡骨连结的线上，朝腕部移三横指的位置（图61、图62）。

（2）刺激中冲、内关是非常有效的。以指压揉捏法，每次刺激10～20，或改为灸法效果更好。

手三里，是非常有效的辅助穴位，以压揉弹拨为佳。

（3）上述方法，若经常于夜晚睡觉前施行，就会逐渐生效，但需要避免过强的刺激。

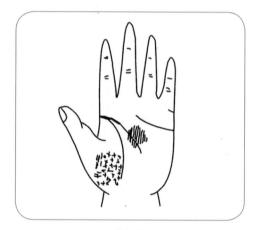

图60

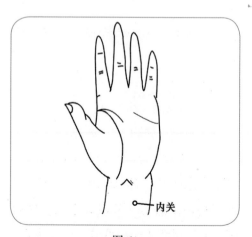

图61

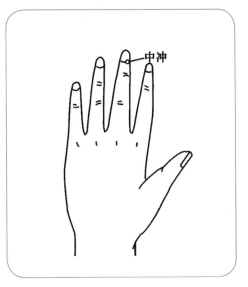

图 62

快速消除呃逆法

无名指第二节横纹中央；合谷，位于食指和拇指之间，离连合处约第一节拇指的长度处（图 64、图 65）。

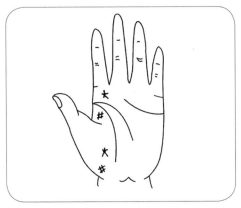

图 63

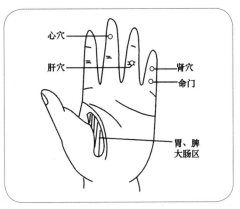

图 64

手诊所见

（1）掌色青黄相杂，震位明显淡黄色，亦松软下陷。艮位发青白色，肉松弛。

（2）震位有 # 状纹或 * 状纹（图 63）。

（3）艮位有杆状纹或 ,* 状纹（图 63）。

（4）指甲黄白。

治疗方法

（1）取穴：胃、脾、大肠区，位于大鱼际和生命线之间；大肠，位于掌侧，食指第一节横纹中央；胸腹区，位于手背中央；肝穴，位于掌侧，

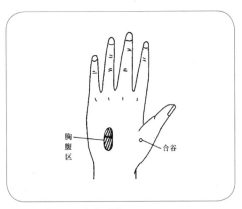

图 65

77

（2）一般以手指对合谷、内关做按压刺激就可停止呃逆。以酸胀疼痛为度。

（3）病程长的呃逆患者，可加以对胃、脾、大肠区、大肠、肝穴施行按压推揉，可以辅助并巩固疗效。

（4）按压手背的胸腹区，亦可对治疗起辅助作用。

腹胀如鼓，按穴消胀

（1）艮位色苍白，扁平，弹性差。

（2）艮位可见岛纹（图66）。

（3）食指掌面可触及压痛点。

（1）取穴：二间，位于弯曲食指的指根部横纹末端处；大肠，位于手掌侧，食指第一节横纹中央；胃、脾、大肠区（图67）。

（2）为了要消除膨胀感，使胃肠的功能恢复正常是很重要的。所以，对大肠、二间的按压，或艾灸、香烟灸是非常重要和有效的。每日刺激10～20次，即会见效。

（3）当腹胀突然加重时，强烈刺激二间，使其部位疼痛感强烈，会

立即产生矢气而缓解的。

（4）当年事高者，腹胀日久，脾胃不足而失调的，加以对胃、脾、大肠区行按压推擦，使局部发红发热，能够起到健运脾胃的作用。

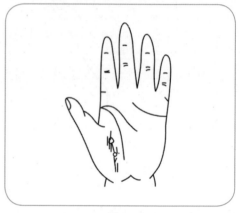

图66

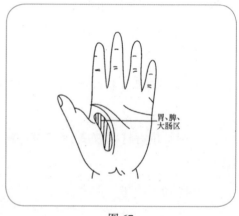

胃、脾、大肠区

图67

感冒的手部疗法

（1）普通感冒时，掌色苍白，

有青筋暴露，指端发凉，腕部有青色血管显露，艮位青暗色（图 68）。

（2）掌色赤白夹杂，艮位有暗紫色（图 68），可能为流感。

（3）伴肺部炎症的，1 线的纹理明显增多（图 69）。

（4）乾、兑位可见纤细的纹理出现，排列较乱（图 69）。

（5）感冒影响食欲时，巽位隆起，色赤（图 69）。

（6）呕吐剧烈时，震位下陷，肌肉松弛，色苍白（图 70）。

（7）甲色泛红，高热者致甲边缘赤红。

● 治疗方法

（1）取穴：太渊，位于腕掌侧

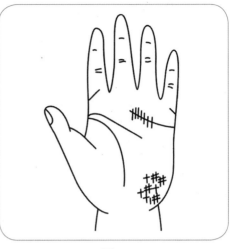

图 69

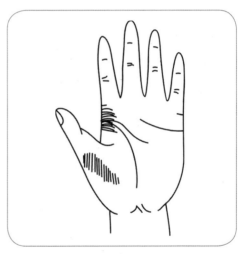

图 70

横纹上，拇指端的末端，可触及桡动脉搏动处；商阳，位于食指指甲生长之际，临近拇指侧的稍下方；大肠，位于食指掌侧，第一节横纹中央；胸腔、呼吸器区，位于大鱼际（图 71、图 72）。

（2）首先，对太渊施以艾灸、香烟灸或强烈按压 10～20 次，以身

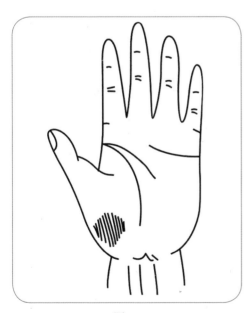

图 68

体微微有汗为佳。

（3）对胃肠症状明显,如欲恶心、呕吐、食欲不振者,按压商阳、大肠,即可缓解症状。因为此二穴,对恶心是相当有效的。

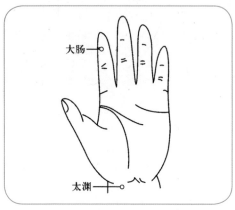

图71

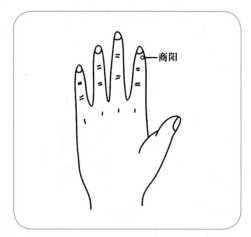

图72

按手治疗贫血

◆ 手诊所见

（1）掌心苍白,温度低于大小

鱼际的温度。大小鱼际松软,压后凹陷,复平很慢。患者手掌皮肤皱纹处皮纹淡白无华,无血色。

（2）手指多圆锥形,指尖细长,指冷。

（3）掌上有青筋隐浮,向各指根部伸展。

（4）艮位青白（图73）。

（5）在2线区见线浅的排列不整齐的十字纹,在2线上可有岛纹（图74）。

（6）在3线上见6线切过,3线多浅、短,或有分枝或为链状,尾部常有大的岛纹（图75）。

（7）甲色苍白,多为小指甲（图76）,甲头尖（图77）,半月瓣消失,指甲薄,呈勾型（图78）。用手压指甲后,血色恢复慢,说明贫血。

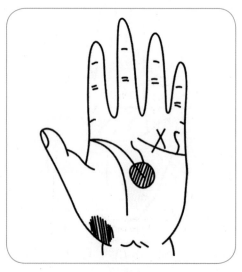

图73

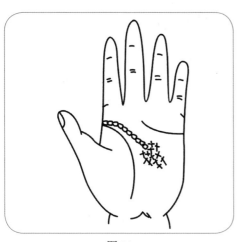

图 74

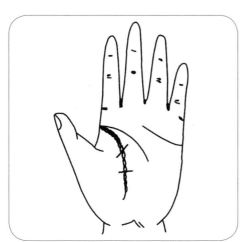

图 75

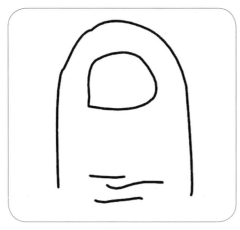

图 76

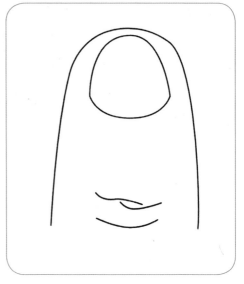

图 77

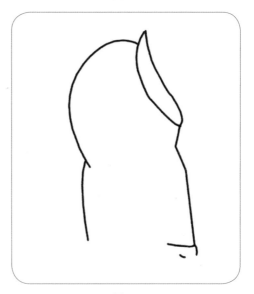

图 78

治疗方法

（1）取穴：神门，位于腕掌侧横纹上，靠小指侧、越过肌腱的部位；太陵，位于腕横纹中央，两筋之间；手心，位于手掌中央；肾穴，位于小指掌侧，第一节横纹中央（图79）。

（2）至于手心，以指按压即可，轻柔缓和地进行，每日20次。

（3）对于病程稍长，无器质问题的，还可辅以对胃、脾、大肠区、健理三针区行推拿揉捏，每日10次左右，可增强脾胃功能及造血功能。

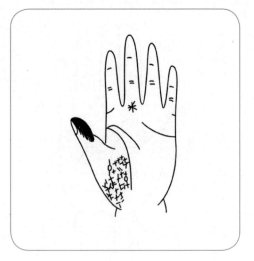

图80

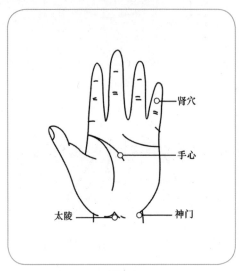

图79

过敏性鼻炎的手部按摩

手诊所见

（1）手掌色潮红，或苍白。

（2）艮位纹理紊乱，有岛纹（图80）。

（3）拇指指腹外侧红白相间。

（4）中指指根下方时有＊状纹（图80）。

治疗方法

（1）取穴：太渊，位于腕横纹图81内侧，靠拇指侧的末端，可用手触及有桡动脉搏动处；胸腔、呼吸器区，位于大鱼际；肺经，位于拇指指腹（图84）；大肠经，位于食指指腹；肾穴，位于手掌侧，小指第一关节横纹中央（图81）。

（2）指压此穴，以穴位周围温暖感出现为止。

（3）对胸腔、呼吸器区、肺经、大肠经进行指压、推擦，使局部发红发热，以增强呼吸系统功能，提高防风寒能力。

（4）对病程较长的患者，指压肾穴也是非常必需的，可提高免疫力。每日10次左右即有显著效果。

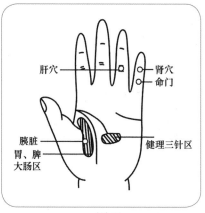

图 81

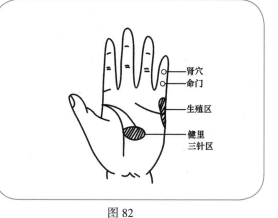

图 82

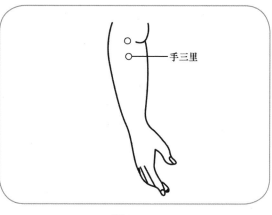

图 83

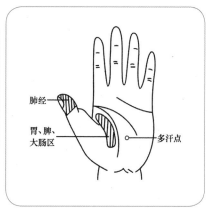

图 84

手穴治疗荨麻疹

手诊所见

（1）艮位纹理紊乱，可有岛纹出现。

（2）掌苍白，或青暗。

（3）于手背部可触及压痛点。

治疗方法

（1）取穴：健理三针区，位于手掌心下方（近腕关节处）（图82）；胃、脾、大肠区，位于大鱼际与生命线之间（图81）；手三里，位于肘横纹尾部下方三横指处（图83）。肾穴、肝穴及肺穴。

（2）首先，对健理三针区进行按压推擦，使局部潮红，按压推擦约10～20次。

（3）对手三里、胃、脾、大肠区进行按压推揉，或以艾灸，香烟灸此二穴，每穴7～10次，有增强体质，提高机体防御能力的功能。

（4）另外，对肾穴、肝穴、肺穴进行强烈刺激，按压推擦，可改善肝肾功能，减轻过敏反应。

腋臭的按摩疗法

◆ 治疗方法

（1）取穴：肺经，位于拇指指腹螺纹面；多汗点，位于手掌中心，手心穴区下方（向腕关节方向）；胃、脾、大肠区（图84）。

（2）本病为慢性病症，按压推捏肺经、多汗点及胃、脾、大肠区，需持之以恒，每日刺激20～30次。一般不用灸法，第3周时腋臭可有减轻。

（3）注意饮食易清淡，多食瓜果蔬菜，忌食高脂肪、糖类等食物。同时注意经常洗澡，以去除汗液。

（4）若经手部穴位按压治疗及外用中西药治疗无效时，可考虑手术疗法。

按手穴治疗麦粒肿

◆ 诊断要点

（1）以青少年较多见。

（2）初起，眼睑微痒微痛，近睑缘部皮肤微红微肿，继之形成局限性硬结，并有压痛。若病变发生于近眦部（眼角），红肿热痛较剧，并可引起眦部白睛赤肿。

（3）部分患者于耳后、颔下摸到淋巴结肿大，并有压痛。

（4）少数患者有恶寒发热、头痛等全身症状。

◆ 手诊所见

（1）手掌红润，尤其胃、脾、大肠区潮红，或间见红白相间。

（2）于眼点，甚至胃肠点有压痛敏感。

（3）胃、脾、大肠区内时可见岛纹、火纹（图85）。

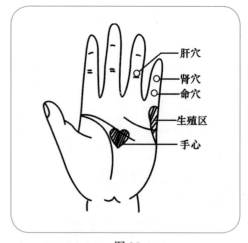

图85

◆ 治疗方法

（1）取穴：大肠经上穴道最重要。商阳，位于食指指甲长出之际，靠拇指侧下方2毫米处; 二间, 食指弯曲时, 靠拇指侧的横纹末端; 合谷, 位于手背、拇指和食指之间（图86）。

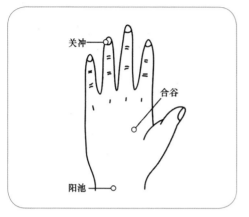

图86

（2）对此三穴进行按压, 较强刺激 10 ~ 20 次。

（3）对此三穴亦可行艾灸、香烟灸, 每穴 10 次左右, 效果均良好。

（4）于商阳穴, 或各指尖放血, 即刻会止疼痛, 第二天即开始消肿。

（5）注意饮食调节, 勿食辛辣厚味。

手部按摩小儿腹泻

◆ 手诊所见

（1）手型瘦小, 筋骨浮露, 关节突出。

（2）巽位有1~2条青筋浮现（图87）。

（3）艮位青白, 肌肉萎缩、松弛, 时有岛纹（图88）。

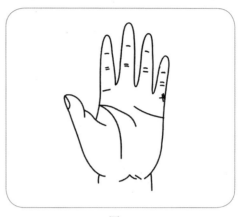

图87

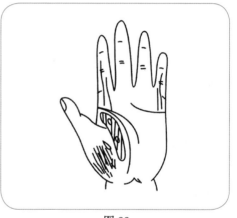

图88

（4）3线浅、短, 有断续（图88）。

（5）指甲薄脆, 易折。甲色青白或青紫。

（6）坤位时可见青筋浮现（图88）。

（7）胃、脾、大肠区青暗, 有岛纹或火纹存在（图88）。

● 治疗方法

（1）取穴：大肠，位于手掌侧，食指第一指间关节横纹中央；肾穴，位于掌侧，小指第一指间关节横纹中央；健理三针区，位于手掌侧中央，近腕关节处；胃、脾、大肠区，位于大鱼际与第3线之间的区域（图89）。另外，下痢点是治疗泻泄的特效穴，位于手背中央，靠近无名指侧（图90）。

（2）若在早晨即发生腹泻，可以用力地揉压下痢点。每次10下左右。

（3）如果腹泻已经好几天了，则在下痢点、大肠、肾穴，持续地缓慢地压揉，每穴5分钟，3～5天便可缓解症状。几天后，大便就会恢复正常。

（4）若经常发生腹泻的脾胃虚弱者，每日揉搓胃、脾、大肠区和健理三针区，坚持几日，即可提高胃肠功能，预防腹泻的发生。

（5）另外，应注意饮食卫生、合理喂养、控制饮食等。

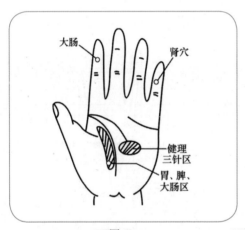

图89

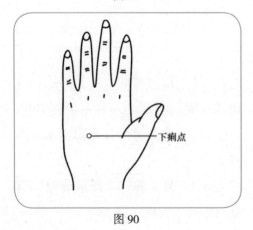

图90

小儿夜啼按摩疗法

● 手诊所见

（1）巽位有1～2条青筋浮露（图91）。

（2）坤位有1条青筋浮露（图91）。

（3）腕部青筋暴露（图91）。

（4）胃、脾、大肠区青暗（图91）。

（5）明堂周围发暗，有岛纹（图91）。

● 治疗方法

（1）取穴：手心，位于手掌侧中央；心穴，位手掌侧，中指第一指间关节横纹中央；大肠，位于手掌侧，食指第一指间关节横纹中央；胃、脾、大肠区，位于大鱼际与3线之间区域（图92）。

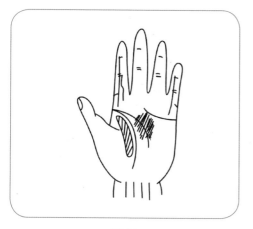

图 91

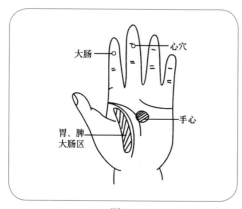

图 92

（2）首先对心穴、手心施以按压揉捏，动作宜缓慢。每穴位按压10～15次，一般就会奏效。

（3）对脾寒夜啼儿，揉推胃、脾、大肠区以局部皮肤潮红为度。

（4）心热夜啼患儿，除按压手心、

心穴外，还可揉搓小指指腹的心经、小肠经。

（5）对惊恐夜啼患儿，加强对心穴刺激。

（6）另外，当注意保持室内安静、温度，避免受凉。脾寒夜啼者要保暖，心热夜啼者勿过暖，惊恐夜啼者要保持安静。

手穴按摩治疗小儿便秘

手诊所见

（1）手掌有静脉怒张之青筋浮起，是肠内有粪便停滞的表现。

（2）艮位青蓝色,有青筋浮露(图93）。

（3）3线上有许多支线（图93），又伴手部颜色变化的，说明便秘已影响小儿健康。

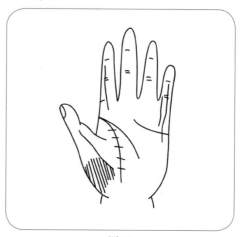

图 93

（4）3线上有细小的副线形成（图94）。

（5）甲色青灰或苍白无华，拇指上有深的高低不平的竖纹分枝（图95）。

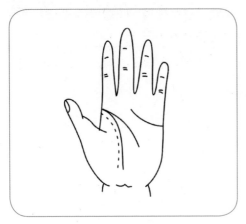

图94

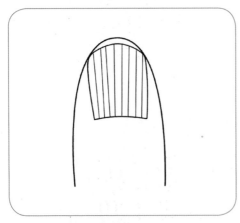

图95

· 治疗方法

（1）取穴：第二二间，位于手背侧，食指根部，临中指侧；健理三针区及胃、脾、大肠区（图96、97）。

（2）首先对第二二间行压揉。最好于饭后10～30分钟，边坐马桶，边压揉刺激此穴。除严重的便秘，一般小儿均能够顺畅地排便。

（3）对于经常出现便秘的小儿，每晚睡前加揉捏胃、脾、大肠区和健理三针区，每穴各行20～30次，可达到预防的目的。

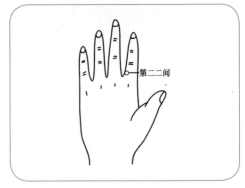

图96

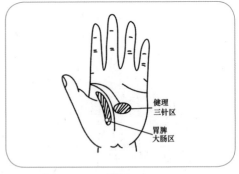

图97

手穴消除头痛

· 诊断要点

（1）中年以上年龄多发，女性

发作常与月经周期有关。

（2）周期性发作者，每次发作的过程相类似。

（3）部分患者在头痛发作前有短暂的先兆症状，如精神不振、失眠、不舒适感、视觉障碍（黑蒙、幻视、闪光、暗点）等。

（4）头痛大多位于头顶部、前头部、后头部，时伴颞、眼眶部，呈胀痛、跳痛、针刺痛者为多，持续数小时或数日，间隔数日或数月不等。

（5）可伴有恶心、呕吐、流泪、眼结膜充血等。

手诊可见

掌色

（1）掌红或掌面上有均匀的红、白色斑点布满手掌，中年女性可看到小鱼际部位明显的红色（图98）。

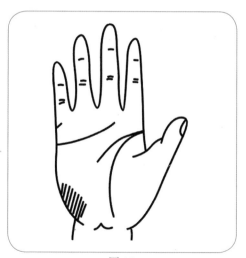

图98

（2）手腕部分看到青筋浮起，艮位呈青白色（图99）。

掌纹

（1）2线平，上有＊状纹，或有上翘的细纹（图100）。

（2）食指第二节短，并有＊状纹（图101）。

（3）通贯掌者，易发生头痛（图102）。

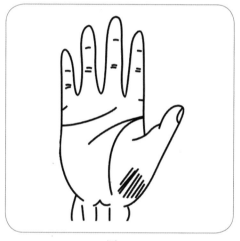

图99

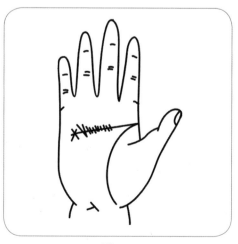

图100

（4）有两条平行的健康线者易头痛（图103）。

（5）大拇指的指头呈圆球状者易头痛（104）。

（6）凡手上只有三条主纹而几乎无其他任何纹理的人易头痛。

（7）2线呈链状的人易头痛（图105）。

（8）在兑位上伸出一条短线，向上行而切入2线者易头痛（图106）。

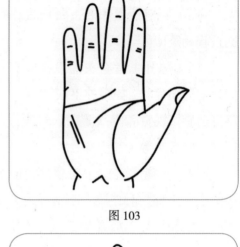

图103

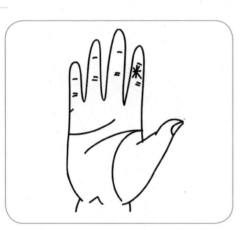

图101

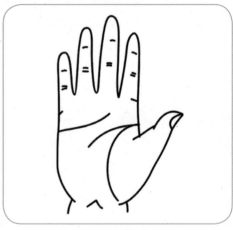

图104

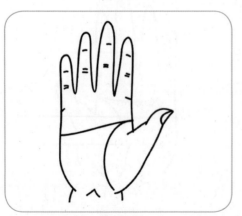

图102

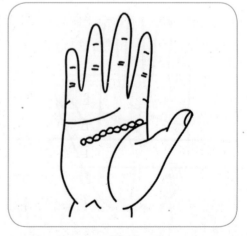

图105

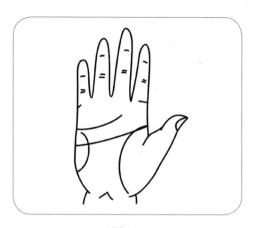

图 106

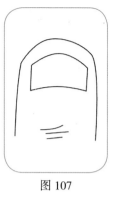

图 107

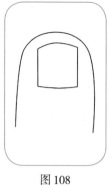

图 108

甲诊

多见扁平甲（图 107）、方甲（图 108）、小甲（图 109），且甲上有棱纹（图 110），甲根部均有蓝青色（图 111）。

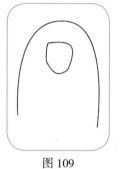

图 109

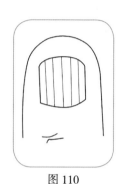

图 110

治疗方法

（1）取穴：前头点、头顶点、片头点、后头点，均弯曲手指时，在第二关节横纹末端来辨认（图 112）。另外，心穴位于手掌面，中指第一关节中央；太陵位于弯曲手腕时所形成的最明显横纹中央（图 113）。

（2）以患者另一手或术者（或家人）拇指按压推拿上述部位，每个部位（穴位）顺时针推压 10 次，再逆时针推压 10 次。速度宜慢。

（3）按压推拿强度是依症状越重强度越强。可双手轮流行按压推拿。推按太陵穴尤其对血管性头痛有效。

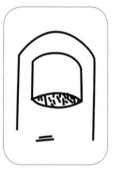

图 111

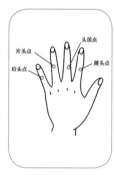

图 112

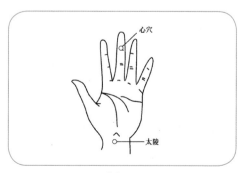

图 113

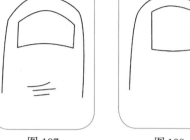

胃痛快按胃肠点

◆ 诊断要点

长期的、多种表现的消化道症状，如上腹部疼痛、饱胀、烧心、不同程度的消化不良症状。萎缩性胃炎可有厌食、消瘦、贫血、舌炎、舌乳头萎缩。

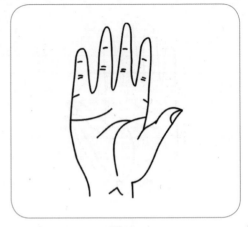

图 114

◆ 手诊方法

掌色

青黄相杂，震位明显黄淡色，松软下陷，艮位发青白色，肉松弛。手指的长度明显长于手掌的长度时，伴有胃下垂（注：从中指根部量到中指尖部的长度，长于腕根部量到中指根部的长度）。有些患者，五指并拢时，形如乌贼骨样，大小鱼际两侧缘隐于掌侧，手掌细碎纹多，肤色苍白，掌呈三角形，称为乌贼骨型掌（图114）。也有患者十指并拢时，各指间根部漏缝很大，患者手指多细长，指甲多为方甲，尤以食指明显（115）。

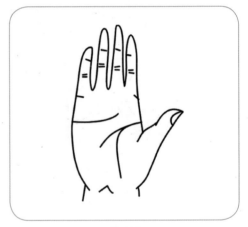

图 115

掌纹

（1）震位有#状纹或*状纹，并下陷（图116）。

（2）艮位有深的条状纹或杆状纹（图117）。

（3）左手的巽位纹理紊乱，多

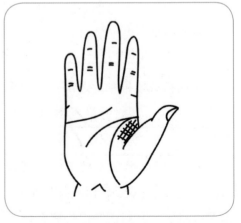

图 116

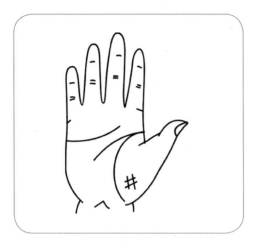

图 117

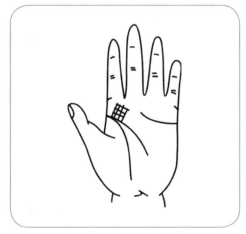

图 118

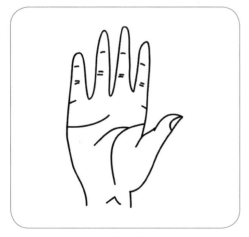

图 119

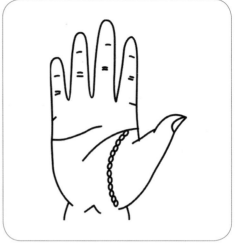

图 120

呈杆状纹（图 118）。

（4）1 线短深或断续，并与震艮位交界处的切迹相对应时，表示消化道易出血（图 119）。

（5）先天发育不良引起长年胃弱的患者其 3 线可见链索状（图 120）。

甲诊

胃病患者，指甲脆弱易裂，没有光泽，甲上可出现暗淡白斑。

● 治疗方法

（1）取穴：胃肠点，位于手掌中央稍下方，由中指和无名指之间，向手腕方向画一直线，此线与生命线相交之处，即为胃肠点（图 121）。落零五，位于手背，在食指与中指之间，向手腕方向下移 2 厘米的骨凹处（图 122）。

（2）急性胃炎发作，疼痛剧烈时，需在胃肠点施以较强的按压，顺时针按压 10 ~ 15 次，逆时针按压 10 ~ 15 次，疼痛感就可缓解。若疼痛一直没有解除，可持续地对胃肠点做按压刺激。

（3）单纯的暴饮暴食所引起的胃痛，以按压胃肠点为主；而神经性的胃痛，以按压刺激落零五为主效果较好。

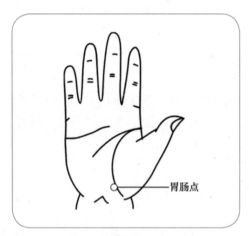

胃肠点

图 121

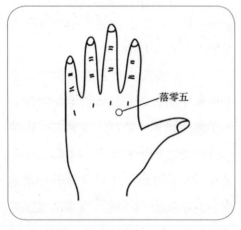

落零五

图 122

落枕按摩疗法

诊断要点

睡眠后颈部出现疼痛，头常歪向患侧，活动不利，不能自由旋转后顾，如果要向后看时，须整个躯干向后转动。颈项部侧肌肉痉挛压痛，触之如条索状、块状，斜方肌及大小菱形肌部位常有压痛，常拒按。

风寒侵袭，颈项疼痛者，可有发热，怕冷，头痛等表现。往往起病较快，病程短，二三天内即可缓解，一周内多能痊愈。但疼痛当天，颈项不适，难以令人忍受。

手诊所见

手部多没有特殊发现。偶可于脊椎反射区、脊、腰腿区等手背部找到压痛点。

治疗方法

（1）取穴：中渚，位于小指和无名指之间，下方约 2 厘米处（手腕侧）的部位；阳池，位于手腕背中央，靠近小指侧的部位，其找法为：将指尖反翘起来，多手指在手腕处会形成很粗的筋，在中指和无名指的粗筋交叉至手腕为止的部位，就是阳池穴的穴置；关冲，位于无名指指甲，靠近小指侧的下端，即在无名指指甲小指侧边画一纵直线，在指甲下端画一横线，这两条线相交点，就是关冲（图123）。

（2）也可对中渚、阳池、关冲

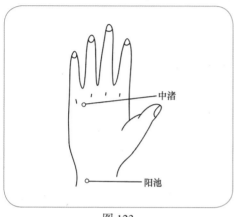

图123

施以指压刺激，每穴每次20～30遍，刺激宜用强手法，速度应缓慢，力度宜持久。

（3）在上述手穴治疗的同时，可对局部进行热敷，以增进疗效。

（4）调整睡姿及枕头的高低。枕头应枕于颈项、后头部，头轻度后仰为宜。

手穴治疗五十肩

● 诊断要点

肩周炎可分为风寒型肩周炎、冻结型肩周炎、损伤淤血型肩周炎。

（1）风寒型肩周炎：为轻型肩周炎，多有受风寒湿的病史，但常被忽视。先出现肩部疼痛，日久不除，遂并发肩不能抬举，肩部常觉寒凉，畏怕风冷，喜暖，经热敷虽疼痛可暂时减轻，过后则疼痛寒凉感依旧。因病程较长，往往出现肩部肌肉萎缩，筋骨僵硬，舌淡苔白或白腻。

（2）冻结型肩周炎：多发生于老年人，尤以更年期妇女多见。多发于一侧，偶见两侧同时发病者。常常不能叙述出明显原因，忽然感觉肩部疼痛及肩关节活动障碍。病情发展缓慢，数月或一年，肩关节功能即发生障碍，上肢不能抬举，疼痛随功能障碍的程度日益加重。白天疼痛尚可忍受，入夜痛剧，影响睡眠。疼痛可放射至上臂、肘关节及手部。越疼则越不能抬举，越不抬举则疼痛也越剧烈，形成恶性循环。日久肩臂筋肉萎缩、僵硬，梳头、穿衣、脱衣均感困难。舌象无明显改变。

（3）损伤淤血型肩周炎：成人常有明显外伤史，损伤局部肿胀，压痛明显。发病突然，病程较短。常因肩臂肘手损伤固定两周后出现，疼痛较轻。若为儿童，尤其5～7岁的儿童，忽然上肢不能抬举，肩关节疼痛，应当先去医院，除外骨折、脱位。

• 手诊所见

肩周炎手部表现不明显。病变日久，肌肉萎缩明显者，手部常苍白，肌肉萎缩，尤大小鱼际及骨间筋骨明显。

• 治疗方法

（1）取穴：商阳，位于手阳明大肠经，食指背伸，甲角下方；二间，手阳明大肠经，位于握拳，食指外侧根部；养老，图176手太阳小肠经穴，位于手背侧，手腕内侧高骨旁；少泽，手太阳小肠经穴，位于小指甲角下方；外关，手少阳三焦经穴，位于手背腕横纹向上2寸，骨间凹陷处；阳池，亦为手少阳经穴，位于手背侧，近高骨处；中渚，位于手背的无名指和小指之间，朝手腕方向移2厘米处，正好在两条肌腱之间凹陷处（图124）。

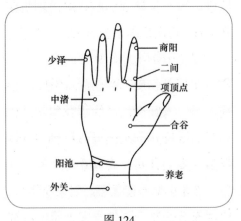

图124

（2）风寒型肩周炎，以拇指、食指尖端按压中渚穴、商阳、外关、二间、少泽、阳池、养老诸冗，各穴50～80次。再沿手阳明大肠经、手太阳小肠经行推擦，以局部皮肤红润为度。

（3）冻结型肩周炎：点压中渚、外关、二间、养老四穴，宜用较重手法，50～100次。

（4）损伤淤血型肩周炎，除按压中渚、外关、二间等穴外，辅以揉压合谷、项顶点。合谷位于手背，拇指与食指之间，向腕方向移3厘米的位置；项顶点位于手背，食指与中指之间，朝手腕方向移2厘米处。

（5）上述方法在实际应用时，最好配以肩关节功能活动锻炼。如疼痛，肩臂的梳头动作，每日做100～200次；上举爬墙动作，每日做5～10次；好手帮助患手后背动作，每日做5～10次；双手抱肩（相交叉）动作，每日20～30次。

（6）肩关节配以热敷，效果会更显著。

手穴按摩腰肌劳损

• 诊断要点

腰肌劳损主要表现如腰痛，但疼

痛性质与程度往往有差别。

（1）劳损型: 患者多有外伤史。疼痛多为隐痛，时轻时重，经常反复发作，休息后减轻，弯腰工作困难，若勉强弯腰则腰痛加剧，常喜用手捶腰，以减轻疼痛，少数患者有臀部和大腿后上部胀痛。腰脊椎外形一般正常，前弯后仰活动多无障碍。可以找到明显的 1 ~ 3 个压痛点。

（2）劳损与寒湿并病型: 常有受风寒湿邪病史，阴雨天腰痛加重，重着乏力，喜暖畏寒，受凉或劳累后可加重发作，腰痛如折，姿势微偻，不能直立，活动欠利，腰部僵硬，两侧肌肉外形可现，压痛广泛。

（3）老年型: 多为五旬以上老人，往往腰部持续不断疼痛，晨起时弯腰后仰欠佳，稍作活动后，腰部转侧灵活，日久亦可加重。

● 手诊所见

（1）掌色苍白、潮湿。

（2）脊椎反应区颜色青暗，时可见纵行条纹或 # 状纹（图 125）。

（3）腰腿点压之，有明显的疼痛感。

● 治疗方法

（1）取穴: 腰腿点，位于脊、腰、腿区两侧；脊、腰、腿区，位于手背

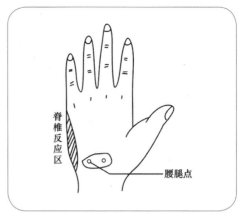

图 125

的骨头稍微凸出一点的地带；坐骨神经点，位于小指和无名指之间，下方 2 ~ 3 厘米，靠无名指指骨侧的位置。肾穴，位于掌侧，小指远节指间关节，即第一指横中央。脊椎反射区，位于手背，第五掌骨以外的一长条区域（图 126、127）。

（2）劳损型的腰痛，以拇指尖端按压腰腿点（食指侧的腰腿点），方法是慢慢地压，离开一会后，再压，如此反复地按压 50 ~ 100 次。脊椎反应区可行推擦 30 ~ 50 次，皮肤红润为度。若出现腿部坐骨神经痛症状，加用强刺激按压坐骨神经点。

（3）老年型的腰痛，先按压腰腿点 50 ~ 80 次，再按压或灸肾穴，再对脊椎反射区推揉，均以局部穴道、反射区皮肤红润，腰痛减轻为宜。

（4）在上述手部治疗的同时，要注意劳逸结合，每当腰处于一种姿

势 0.5 ~ 1 小时，即当改变姿势，加以伸屈活动，左右侧弯锻炼。同时，休息时改变卧床姿势，避免睡软床，以木板床为宜。

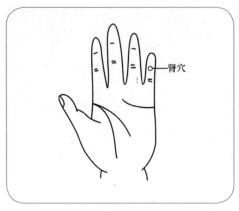

图 126

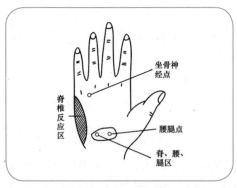

图 127

闪腰按摩疗法

（1）伤后腰部立即出现剧烈疼痛，疼痛为持续性，休息后减轻但不消除，咳嗽、喷嚏、用力大便时可使疼痛加剧，腰不能挺直，行走不利，

患者用两手撑腰，借以防止活动而发生更剧烈的疼痛。严重者，卧床难起，辗转困难。

（2）腰部僵硬，俯仰和转侧活动受限。

（3）腰肌损伤时，腰部各方向活动均受限制，并引起疼痛加剧，在棘突旁、两侧腰肌有明显压痛。

（4）韧带损伤时，在脊椎弯曲受牵拉时才疼痛加剧，如棘上、棘间韧带损伤，在腰弯、脊椎前屈时剧痛。

（5）脊椎可有侧弯，棘突两侧有较深部压痛。

（6）腰扭伤一般无下肢疼痛，但有时可出现下肢反射性疼痛，多为抬大腿时，臀大肌痉挛，骨盆有后仰活动，牵动腰部的肌肉、韧带所致。

（7）闪腰，以平常身体少动者患病率高。如果早上起床时就感到疼痛，或腰部不适，这就是慢性腰痛。

手诊所见

闪腰，为急性腰扭伤，发病突然、急剧，事先无法预测，所以手纹一般无反应。偶见手掌苍白、发凉。

治疗方法

（1）取穴：脊、腰、腿区，是在手背的骨头稍微凸出一点的部位；

腰腿点，位于脊、腰、腿区内，两侧各一点穴，即在图128小指和无名指指间，朝手腕方向下移至骨尖处为止。脊椎反射区，位于手背侧，靠近小指方的一条状带区（图128）。

（2）一般闪腰，疼痛尚轻，腰部可活动者，按压食指侧的腰腿点，方法是慢慢地压，离开一会儿后，再压，这样重复的指压，每日20～50次。

（3）对于闪腰疼痛较重者，指压小指侧的腰腿点，宜重手法。

（4）闪腰后，经上述治疗，再助以腰部热敷，效果更佳。

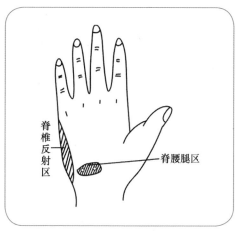

图 128

手穴增进性欲

手诊所见

（1）大小鱼际稍显萎缩、扁平、色苍白，手心暗青（图129）。

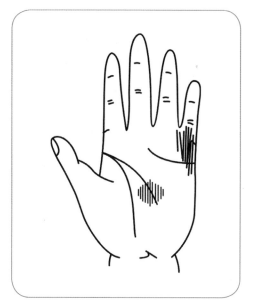

图 129

（2）小指根下方青暗，纹理杂乱（图129）。

（3）无明显11线，或仅有1条，且短小（图129）。

治疗方法

（1）取穴：肾穴，位于小指掌侧第一节横纹中央；命门，位于小指掌侧第二节横纹中央；生殖区，位于小指掌侧下方；健理三针区，位于掌心稍下方，靠腕关节侧（图130）。

（2）首先，对肾穴、命门、生殖区进行按压，若艾灸或香烟灸更好，每日晚做10～20次。对健理三针区行推捏按压，或灸，以提高精力。

（3）平时可多锻炼小指，使其能够运作灵活，因为小指与生殖器官有

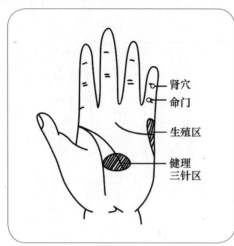

图 130

相互的关系存在，如果指力增强的话，相对的，也会达到精力增强的效果。

阳痿的手穴治疗

治疗阳痿，首先要查清病因，才能进行针对性治疗，对有器质性疾病患者，应针对原发病治疗；对于药物影响而引起的，应停药或改用其他药物；对血管性阳痿者可行血管外科手术治疗；对一些器质性阳痿不能解决其病因的，还可考虑作阴茎假体植入手术；对精神性功能性阳痿则可采用中医中药、心理行为治疗并举的方法，效果显著。

中医认为阳痿的病因病机为性生活无节制，过于频繁，或手淫频繁而耗伤肾气，以致命门火衰、精气亏乏所致，亦有因恐惧伤肾而导致的阳痿。

（1）掌形瘦小，色苍白。

（2）兑位青暗，纹理紊乱（图131）。

（3）无名指短细，说明元气太虚（图132）。

（4）无名指苍白、瘦小，说明生殖功能较差（图132）。

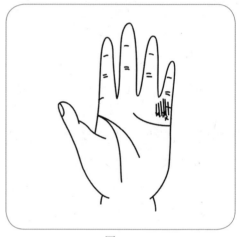

图 131

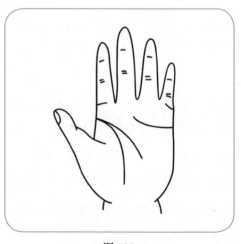

图 132

（5）无名指第一节，即远节指瘦弱、弹性差。

（6）11线短小，或无（兑位光滑），或11线仅1条，其上有干扰纹（图131）。

● **治疗方法**

（1）取穴：肾穴，位于手掌侧，小指第一节横纹中央；命门，位于手掌侧，小指第二节横纹中央；肝穴，位于手掌侧，无名指第二节横纹中央；生殖区，位于小指指根下方，掌内侧的位置；手心，位于掌部中央；关冲，位于无名指指甲生长之际，临小指侧的稍下方；阳池，位于腕背中央，稍靠近小指侧（图133、图134）。

（2）首先，对肾穴、命门、生殖区施以指压强刺激，每穴10次左右，或用艾灸、香烟灸更好。

（3）对身体健壮之人，强刺激手心，以配合上述穴位治疗，每日行房前5～10次，可收到效果。

（4）对于瘦弱、易疲乏、怕冷者，艾灸、香烟灸关冲、阳池、肝穴，配合上述治疗，只要坚持不懈，不久即可显效。图133和图134治疗中，必须消除急躁情绪，才能使身体血液畅通无阻，使身体和精神都舒畅，从而达到美好境界。

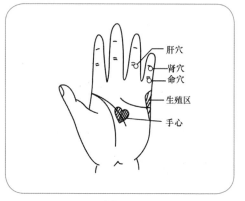

图 133

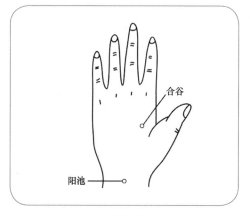

图 134

手穴治疗遗精

● **手诊所见**

（1）掌形瘦小，手指纤细，颜色苍白。

（2）无名指苍白、瘦小，说明生殖系统的功能较差（图135）。

（3）无名指的第一节较其他指瘦弱。

（4）11线短小而少，甚至兑位

101

光滑无掌纹，或在短小的11线上有干扰纹出现（图135）。

治疗方法

（1）取穴：肾穴，位于掌侧，小指第一节横纹中央；命门，位于掌侧，小指第二节横纹中央；肝穴，位于掌侧，无名指第二节横纹中央；手心，位掌中央部位；生殖区，位于小指根部向腕方向区域（图136）。

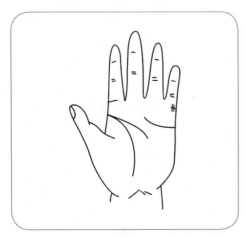

图135

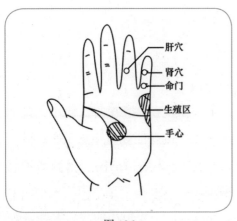

图136

（2）首先，对肾穴、命门、肝穴施以轻柔指压推搓，使局部皮肤温暖。

（3）对有心悸、易躁动者，强力按压手心10～20次，使心情平稳，每晚睡前进行。

（4）对病史稍长的，可按压生殖区，每晚20～30次，或温灸之，使性功能逐渐恢复正常。

（5）在上述治疗的同时，一定要加强心理治疗，使心情平稳，正确对待，才能共同收到满意的效果。

早泄按摩疗法

手诊所见

（1）掌形偏瘦小，颜色苍白。

（2）兑位纹理紊乱，无11线，或仅有1条，其上有干扰纹（图137）。

（3）无名指瘦小、苍白（图137）。

（4）脊、腰、腿区有反应点，压痛明显。

治疗方法

（1）取穴：肾穴，位于掌侧，小指第一节横纹中央；命门，位于掌侧，小指第二节横纹中央；心包区，位于手掌中央；生殖区，位于小指指根下方；健理三针区，位于心包区下方（靠腕关节侧）（图138）。

（2）首先，按压肾穴、命门、生殖区，手指宜缓慢柔和，每次行房前按压10～15次，待穴位周围温热时即可。

（3）对早泄日久的患者，辅以按压推揉健理三针区，达到健脾养肾的目的。此穴当坚持不懈地刺激，既可治病，又可养身。

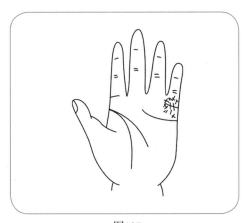
图137

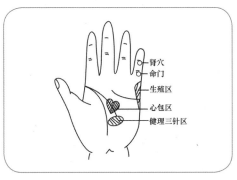
图138

（4）对早泄的治疗，还应注意心理疗法的应用。夫妻相互理解，才能减轻患者的心理负担，使手部疗法得以发挥作用。

不射精的按摩疗法

不射精应首先查明病因。若属器质性病变则积极针对病因治疗，属精神心理因素所致则应以中医中药为主，配合心理行为治疗，不射精是完全可以治愈的。

手诊所见

（1）掌形圆厚，颜色红润，富有弹性。

（2）无名指短，说明元气不足，精神不振（图140）。

（3）无名指色呈苍白、瘦小，为肾气不充足。

（4）艮位潮红，时可见岛纹（图139）。

（5）11线存在2～3条，但其上有竖纹较多（图139）。

治疗方法

（1）取穴：肾穴，位于手掌侧，小指第一节横纹（远节指间关节）中央；命门，位于手掌侧，小指第二节横纹中央；肝图141穴，位于掌侧，

103

无名指第二节横纹中央；胃、脾、大肠区，位于大鱼际与生命线之间；心穴，位于中指掌侧，第一节横纹中央（图141）。

（2）对于身体健壮的人，首先，强烈按压肾穴、命门，推擦胃、脾、

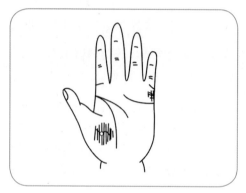

图139

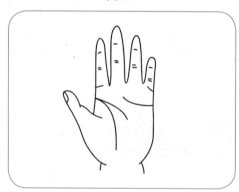

图140

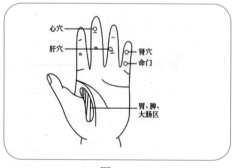

图141

大肠区，每穴10～20次。

（3）对年龄稍大，较瘦弱的人，按压推揉肾穴、命门、肝穴等，每穴10次左右，即可在一段时间之后见效。

（4）每晚行房之前，对心穴、肾穴加以按压10次左右，对改善不射精有奇效。

乳癖的手穴治疗

● 手诊所见

（1）在无名指下的1线有岛纹。

（2）在3线中段有岛纹。

（3）在1线与2线上有叶状岛纹接连以上这三部位，有两个部位同时出现，则可考虑为乳腺上有肿瘤。

● 治疗方法

（1）取穴：肝穴，位于无名指掌侧第二节横纹中央；手心，位于掌中央部位；肾穴，位于小指掌侧，第一节横纹中央；生殖区，位于小指根部下方；心悸点，位于小指和无名指之间掌侧，向腕关节方面下移2厘米处。

（2）首先，对肝穴、肾穴、手心等穴进行指压，每穴7～10次。

（3）对病久而块大者，对生殖区、心悸点辅以推擦按压或坚持1～2个月，一般均可见效。

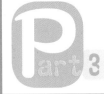

下篇 躯干部

躯干部是人体至关重要的部位，它支撑着人体的上身，连接着头部、四肢，并保护着体内的五脏六腑。躯干部是人体器官的聚集地，所以许多疾病都可以通过调节躯干部各个穴位来进行防治。从某种意义上说，常按摩躯干部的相应穴位可以对人体起到保健作用，而躯干部的健康与否直接影响着人体的生命活动。

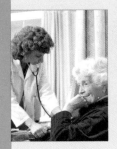
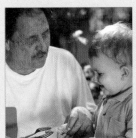
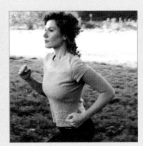
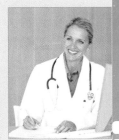

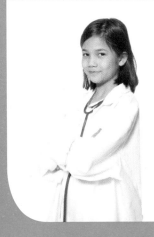
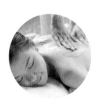
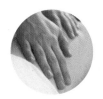
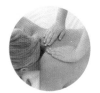

躯干按摩的各种手法

躯干按摩的手法有许多种，各个手法可以通过各种动作所产生的力使机体产生一系列效应，从而改善血液循环，促进新陈代谢，提高机体抗病能力等。

按法

用手掌、手指或肘部，紧贴体表，按在治疗部位或经络、穴位上，逐渐加力，按而留之，称为按法。具有活血止痛，开通闭塞的作用。

（1）掌按法：全掌、掌根或鱼际部着力向下按压，可单手或两手重叠按压。按腰背部，用间断性的按法，或由上而下或由下而上地逐渐移动，反复施之。按腹部时，用力宜稳妥，勿猛，轻柔缓和，并须随患者呼吸起伏，呼气时按压，吸气时放松（图1、图2）。

（2）指按法：用拇指或食、中指螺纹面着力按压，多用于经穴和阿是穴。用力多以患者略感到酸胀、沉麻为适度（图3）。

（3）肘按法：屈肘鹰嘴部按压，多用于腰部、臀部或环跳穴处（图4）。

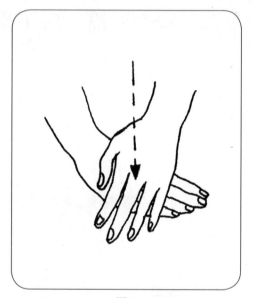

图1

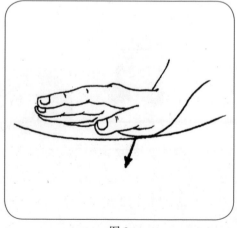

图2

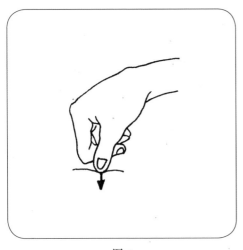

图 3

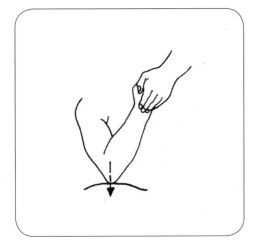

图 4

摩法

　　用手指或手掌贴附在治疗部位上，肘部微屈，腕部放松，指掌自然伸直，来回直线或顺、逆时针方向，轻缓柔和、均匀协调地摩动，称摩法。此法作用力温和而浅，仅达到皮肤及皮下，适用于全身各部。常在按摩疗法开始、结束及变换手法时应用。具

有镇静、安神、活血止痛的作用。

　　（1）指摩法：指面贴在治疗部位上，以腕部前臂做环旋摩动，可单手或双手同时操作（图5）。

　　（2）掌摩法：全掌贴在治疗部位上，以腕部前臂做环旋摩动，可单手或两手同时操作。常用于腹、腰、背部。在腹部掌摩时要沿升、横、降结肠的走向，从中心逐渐向四周扩展，反复施之（图6）。

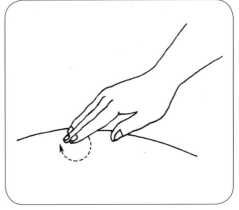

图 5

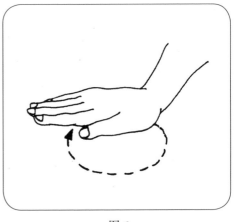

图 6

推法

手指或全掌着力于一定的部位、经穴上，手贴皮肤，稍加压力，推力要稳，速度缓慢而均匀，来回不断地、有节奏地呈直线向前推动，到局部微热为止，称为推法。具有疏通经络、行气活血、解痉止痛的作用。适用于全身各部。

（1）指推法：右手拇指端或螺纹面在一定的部位、穴位上做旋转推动，用力较轻，速度较快。为小儿上肢及背部常用手法之一（图7）。

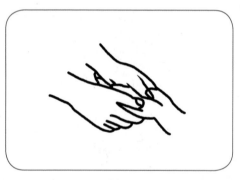

图7

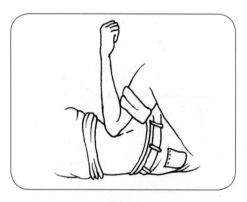

图8

（2）用肘部着力于一定部位，进行单方向的直线推动称为肘推法，常用于腰、背部（图8）。

（3）鱼际推法：大鱼际或小鱼际着力，向前推进，亦可两手同时操作，又称侧推法。常用于背、腰及四肢（图9）。

（4）掌推法：掌根面着力推进，又称平推法。常用于四肢及背腰部（图10）。

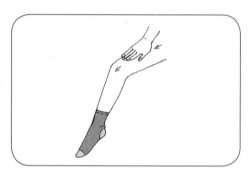

图9

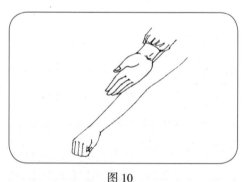

图10

拿法

拇指和食、中指或拇指和其余四指置于治疗部位或穴位上，对应钳形用力，图 11 拿法捏而提起称为拿法。操作时，一拿一放要连贯柔和，力量适度，一般以拿提时感觉酸胀、微痛，放松后感觉舒展的程度为宜。此法多用于颈、肩、腹、背、腰及四肢。具有疏通经络，扶风散寒，活血止痛的作用（图 11）。

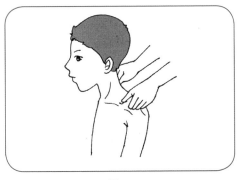

图 11

揉法

单、双手指或手掌紧贴于一定部位、穴位或病变的周围，由浅到深做轻柔缓和的反复回旋和移动，称为揉法。用力的轻重，受力的深浅，揉动频率的快慢，可根据患者具体情况而定。此法具有通络散结、活血化瘀、消肿止痛等作用。

（1）掌揉法：以掌根部或大小鱼际着力，紧贴皮肤，以腕关节带动前臂做小幅度的反复回旋揉动。适用于腹、肩、背、腰及臀腿部（图 12）。

（2）拇指揉法：以拇指或其余四指面紧贴应取部位，做不间断的反复回旋揉动。适应于全身各部（图 13）。

（3）前臂揉法：肘部前臂紧贴于应取部位，以肘关节的屈伸带动前臂做轻柔回旋连贯揉动，用力要轻而不浮，重而不滞。适用于背、腰、臀部（图 14）。

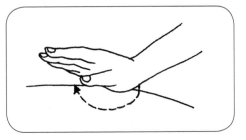

图 12

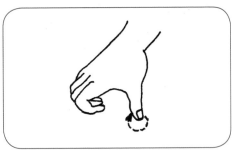

图 13

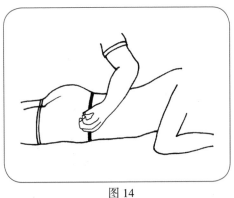

图 14

（4）肘关节揉法：以肘部关节着力于应取部位，以肩关节的摆动作轻柔回旋揉动。适用于背部及腰部（图15）。

（5）三指揉法：以食指、中指、无名指三指指腹着力于应取部位，作轻柔回旋揉动。适用于全身各部（图16）。

点法

掌指关节微屈，食指、无名指置于中指背侧，拇指指腹抵在中指末节腹侧，三指如钳形相对扶住中指节，以扶持中指挺力，中指端着力于应取穴位上，称为点法（图17）。

操作时前臂上抬，肘部微屈，手指指端保持与穴位垂直，力量通过上臂、前臂到达指端，有节律地一点一松。根据患者年龄大小，体质强弱，谨慎适当地施行轻、中、重点力，以得气为目的，感到酸、麻、胀、沉痛，并多有向患部周围或上下放射为佳。

本法着力点比按法面积小，刺激量较强。适用于全身的穴位。具有通经活络、调整脏腑功能、解痉止痛的作用。

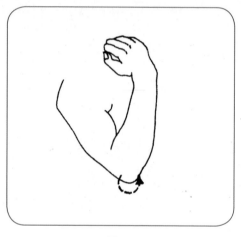

图 15

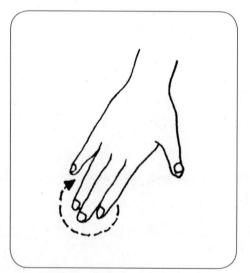

图 16

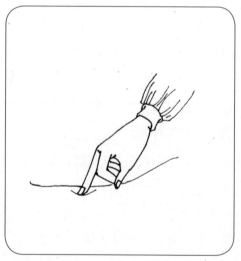

图 17

摇法

将肢体的某部位关节做缓和环形被动运动的一种手法，称摇法。操作时一手扶住或握住被摇关节近端的肢体，另一手握住关节远端，做有规律的缓和回旋、屈伸、外展、内收运动。摇转幅度由小到大，一定要根据被摇关节的生理活动范围及病情因势利导，适可而止。摇的动作宜缓和稳妥，速度宜慢。此法具有滑利关节、松解关节束粘连、恢复关节功能的作用。临床常用于颈椎、肩关节、腰椎、髋关节、踝关节（图18~图21）。

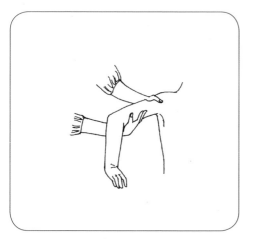

图 18

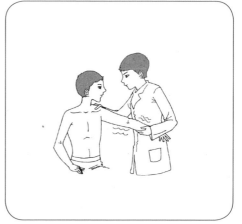

图 19

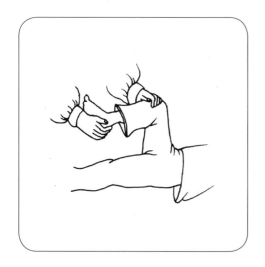

图 20

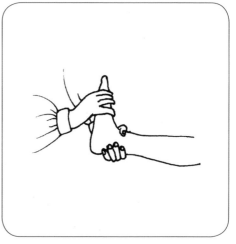

图 21

捏法

　　拇指与食、中指或拇指与其余四指置于一定的部位或穴位上，不断用力做相合的收缩和连续移动，称为捏法。操作与拿法相似，只是用力较轻，适用于浅表的肌肤组织。具有疏通经络、行气活血的作用（图22）。

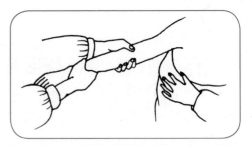

图 23

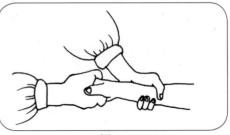

图 24

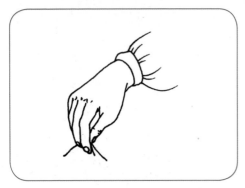

图 22

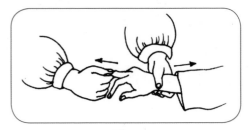

图 25

拔伸法

　　单手或双手握住患肢的远端，进行对抗拔伸，使其伸展的方法，称为拔伸法（图23~图27）。操作时要仔细检查患肢关节功能活动幅度，然后根据不同的部位和病情适当控制拔伸的力量和牵拉的方向。动作要缓慢，用力要均匀、稳妥而持久，一般不应使患者感到疼痛，绝不能突然用力拔伸。本法对于四肢的错位、伤筋有良好的整复作用。

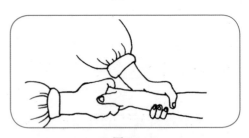

图 26

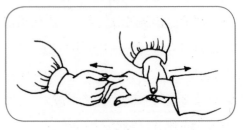

图 27

扳法

两手向相反方向或同一方向用力扳动肢体，使脊柱、关节在功能活动范围内伸展或旋转，达到使错斜部位复正，称为扳法。

操作时术者屏气施术，动作要轻巧、果断而快速。用力要稳妥、准确。两手配合协调，扳动幅度不能超出关节的生理活动范围，切忌强拉硬扳，急躁从事。

本法对腰椎小关节错缝所致的腰腿痛有很好的治疗效果。具有滑利关节、活血化瘀、整骨复位、解痉止痛的作用。

（1）腰部斜扳法：患者肌肉放松，侧卧，病侧在上。术者一手抵住患者肩前部，另一手抵住髂前上棘后部，两手同时向相反方向用力，使腰部猛然旋转，常可听到"喀嗒"响声或患者突然感到轻松，随即停手（图28）。

（2）腰部旋转扳法：患者坐位，腰部放松。辅助手固定患者下肢及骨盆。术者坐于患者后侧方，一手拇指按住应取的脊椎棘突，另一手从患者腋下穿过扶住项背部，使腰部尽量前屈位，再向患侧旋转。旋转至最大限度时再使腰部向健侧方向扳动（图29）。

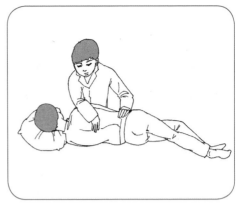

图28

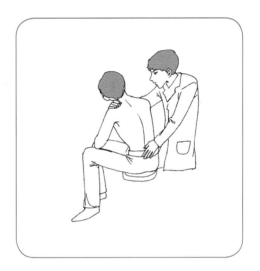

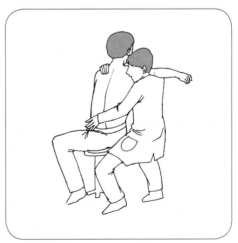

图29

叩法

五指半屈，彼此略分开，拇指抵住食指，手腕放松，用小指侧和掌之尺侧叩击应取部位，可听到清脆的"喀嗒"声（图30）。操作肘腕部发力，指端用力，动作要平稳、灵活、轻快而有弹性，两手交替上下如击鼓状。适用于肩背及四肢部位，多在治疗结束前施用。具有促进局部血液循环、消除疲劳、调和气血的作用。

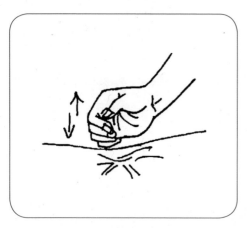

图30

擦法

手掌或手指紧贴皮肤，稍用力下压，并做上下或左右方向的连续不断往返，轻快疾速擦之，称为擦法。操作时压力要均匀适当，不要过重，以深达皮肤及皮下使之产生温热感为宜。根据不同部位，有掌擦法和指擦

法两种（图31、图32）。适用于肩背、胸腹及四肢部。具有祛风散寒、温通经络、消肿止痛的作用。

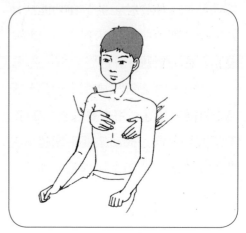

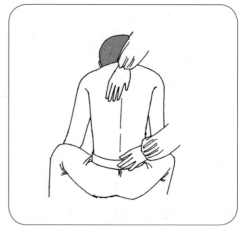

图31

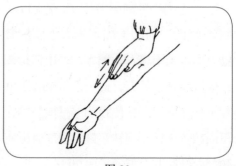

图32

搓法

两手掌面挟住应取部位，相对适当用力，做方向相反的来回快速、上下移搓，称为搓法（图33）。操作时手法要轻快、有节律，两手用力要对称，搓动要快，移动要慢，以局部发热为度。此法适用于四肢部位，以上肢最为常用，一般作为其他手法施术后的结束手法。具有疏通经络、行气活血、缓痉止痛的作用。

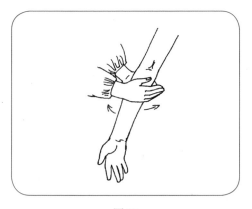

图33

拨法

按而动之为拨法。即用拇、食、中指的指端或拇指的侧面按于穴位或肌腱的一侧，顺肌腱走行的垂直方向，或在粘连的两个肌腱中间，向上下或左右适当用力来回拨动，称为拨法，也称弹拨法、指拨法拨络法（图34）。操作时弹拨至肌肉有酸、麻、胀感为宜。本法适用于腰背及四肢部位，具有解痉止痛、松解软组织粘连、通经活络的作用。

抹法

指、掌于应取部位紧贴皮肤，均匀用力，做纵横直线或弧形曲线连续往返抹动（图35）。根据治疗部位，单手或双手同时操作均可，动作强度不大，作用柔和，轻而不浮，重而不滞。常用于头面及掌指部位。对头痛、头晕、指掌麻木等症，用本法做辅助治疗。

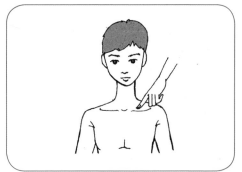

图34

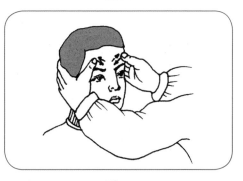

图35

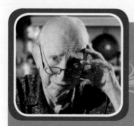

常见病的按摩健康疗法

通过按摩来治疗疾病的功效是有口皆碑的，而躯干按摩作为按摩疗法的一部分，其对某些疾病的治愈作用尤为明显，值得广泛采用。

发热的按摩疗法

身体发热，俗称发烧，是十分常见的症状，许多疾病都有发热之症出现。人在发热时常有头痛、头昏、全身酸胀、乏力，乃至痉挛、恶心、呕吐等现象发生或伴随出现。医学发展到今天，退热的方法的确不少，如打退热针、吃退热药、冰浴、冷敷、冬眠等，但均有轻重不一的不良反应。

按摩疗法

掐穴退热：对还在发热的患者用掐穴的手法，施用较大的力量掐住大椎穴、合谷穴、三阴交等穴位，有退热作用。当然，一般而论，掐穴退热在降低体温方面的幅度不如打退热针那样大，但掐穴对于发热的治疗作用却不仅仅限于退热，这种疗法还可减轻伴随发热出现的头昏、头痛、全身酸软不适、恶心、呕吐等症状。掐穴退热，在掐穴时首先要患者采取可以长时间坚持的体位，然后对可以退热及有减轻发热的穴位，施行不间断的强刺激和重压，每次施行时间可达半小时以上。

上述手法有退热作用。

按摩治疗支气管炎

支气管炎有急慢性之分。急性支气管炎是由于病毒、细菌感染及烟尘等化学性刺激气管黏膜而引起。慢性支气管炎可由急性支气管炎转化而成，也可因支气管哮喘、支气管扩张等疾病，使支气管分泌物引流不畅，血液循环供给不足，或气管周围组织增生所致。其症状表现为：①急性支气管炎。初期常先有喉痒、干咳等上呼吸道感染症状，并伴有疲乏、怕冷、头痛、低热、背部酸痛等。1～2天后咳出少量黏痰或稀薄痰，逐渐转为黄浓痰或白黏痰。②慢性支气管炎。常在秋末冬初，气候寒冷时发病。早晚咳嗽加重，痰多，白色稀薄或为黏稠痰。如久病不愈,病情加重,可转化为肺气肿。

● 按摩疗法

（1）患者仰卧,术者站于其旁。用手掌推摩胸部数次,取穴:中府、尺泽、鱼际。

（2）患者俯卧,术者站于其旁。用手掌揉按上背部数次。按压脊柱、肺俞及痛点处,使之有酸胀感放射到胸部为好。

上述手法有通宣理肺、止咳化痰的作用。

低血压的按摩治疗

本病是指收缩压（高压）与舒张压（低压）均低于正常数值,即高压低于12kPa（90毫米汞柱）,低压低于8kPa（60毫米汞柱）,叫做低血压。

● 按摩疗法

（1）患者俯卧,术者站于其旁。在腰背部沿脊柱自下而上（由腰俞穴至大椎穴及两侧的皮肤）做捏提法数次。痛点部位多施手法,捏提时手法要缓和有力。

（2）患者坐位,术者站于其旁。

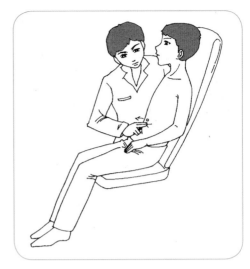

用拇、食、中指捏提中脘。

上述手法有升压作用。

按摩手法治疗心慌

患者自觉心跳心慌,一般多呈阵发性,常因情志波动或过度劳累而发作,且多同时伴有失眠、健忘、眩晕、耳鸣等症。本症可见于多种心脏病,如二尖瓣狭窄、心肌炎、部分心律失常等等,另外也是其他一些疾病的兼症,如神经官能症等。

用按摩方法较彻底地根治这种疾病较为困难,需要长期持之以恒。但对发作时的控制症状以及短时间的疗效还是比较明显的。

● 按摩疗法

（1）用两拇指同时按揉其两手

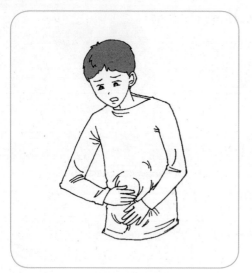

腕内关穴，力量宜重，以有较强的酸胀感为度，并持续半分钟。

（2）术者用一手握住其手掌，并使掌心朝上，另一手用拇指指腹从腕部神门穴处开始，沿纵向朝上作短距离的往返推抹，力量宜重滞，推动要慢，时间约 1 分钟。完毕再进行另一侧。

（3）正坐，术者站其侧面，一手用掌心贴在其前胸正中偏左处。另一手用掌心贴在其与前胸手掌相对应的后背，然后两手相对用力作轻微的持续挤按，约 1 分钟。

（4）仰卧或坐位，用手掌按在其胸前心脏区域（左胸），然后作轻微缓慢的摩揉，即边揉边作顺时针的环旋移动，约 3 分钟。

（5）俯卧，用两拇指同时按揉其背部两心俞穴，有轻微胀感即可，

持续半分钟。

（6）俯卧，用两拇指指腹从肩胛内上角开始，沿着两肩胛内缘向下向外分推 30 次，力量稍重，但一定要均匀柔和。

（7）俯卧，用一掌根按揉其背部两侧肌肉，并且边按揉边向下移至腰部，力量宜轻柔，每侧从上到下做 2 遍。

胸绞疼的按摩疗法

心口疼是指胸骨后或心前区阵发性疼痛的症状。大多由冠状动脉粥样硬化性心脏病引起。也可见于风湿性心脏病和梅毒性心脏病的患者。多在体力劳动和情绪激动时发作，患者常有胸闷和发憋的感觉。有时可放射到颈、咽部或左肩、左臂，一般持续 3 ~ 5 分钟。大多数发生在中年以上患者，中医称为"胸痹"、"真心痛"、"厥心痛"。

● 按摩疗法

（1）患者仰卧，术者居其右侧，先以双手拇指按压双侧内关半分钟，然后用手掌自胸部向上，经肩前至上肢内侧做推法 3 ~ 5 次，再在心前区做轻柔的揉搓法 3 ~ 5 分钟。

（2）患者俯卧，术者用手掌按揉后背部至双下肢数次，并重点按压心俞、神堂穴。

腹痛的紧急止痛手法

腹痛几乎是每个人都曾经历过的一种痛苦，有不少人在发生腹痛时自觉或不自觉地作腹部按摩，或多或少能产生减轻腹痛的程度。当然，腹痛的原因很多，对其治疗应根据病情采取有针对性的医疗措施。不过，应当承认，按摩可以缓解大多数人的腹痛，不论其原因属于哪一种。对于消化不良、胃肠痉挛、腹部受凉、肠虫症、肠粘连等所致的腹痛，用按摩治疗，其效果甚为理想。

对某些急腹症所致的腹痛，按摩可能不宜用作主要的治疗措施，但可以用其缓解令人难受的腹痛，而且简便易行，见效迅速。一般说来，使用科学的腹部按摩不能明显缓解的病例，均有可能系比较严重的或需要手术的病症。

按摩疗法

真正能迅速止腹痛的按摩手法有如下几种：

（1）腰大肌掐捏术：对腹痛的患者，让其正坐或仰卧，或俯卧，先不必做任何准备，便可直接用双手的拇指与屈曲的食指及其他手指，用力钳挟住患者两侧腰部最大的一块肌肉群，并且用力牵拉住，然后突然滑脱，使腰肌像拨琴弦似地从双侧手中弹出。此法简便易行，如此捏掐上5次，可治疗尿道结石、肠痉挛、胆结石引起的腹痛。掐捏时应用力使被掐腰肌产生强烈的酸胀感；滑脱时一定要突然，使肌肉群像拨琴弦一样迅速掉出。经3～5次掐捏无止痛作用时，则应寻求其他处理措施。

（2）足三里掐穴法：首先找到中国传统医学经络理论指定的"足三里"穴，然后让患者采用最能缓解其疼痛的体位，术者将拇指掐入足三里穴位中，其他四指可协同用力掐穴，使患者感到重度酸胀为好。可对双侧足三里穴同时掐住，并可交替掐穴。每次掐足三里可掐30～40分钟之久。

（3）抚腹法：对腹痛的患者，让其仰卧或向右侧侧卧。术者温暖双手之后，以手掌先向心窝开始，直向脐下抚至耻骨联合，然后轻轻回抚至心窝，再稍重一些依上述顺序做十数次或数十次按摩。此后，在患者右下腹轻轻揉按半分钟，继而循右下腹右上腹左上腹左下腹下部揉按数次的程序，反复按摩数次。在此期间，如果触及到腹部包块，可轻轻对包块进行按摩。当按摩包块时，发现包块有变动或缩小，多系胃肠痉挛性包块，坚持按摩可使其消失。包块消失，腹痛将立即停止；如属胃肠痉挛，按摩止痛的效果十分迅速而且无副作用；如系消化不良，按摩有相当的治疗价值，并非仅仅止痛而已。

（4）推腹法：对腹痛患者，除对腹部变动的包块可以边按边使用手掌慢慢推动之外，尚可以用双手掌贴住下腹壁，以中度力量轻轻地缓缓地向上腹推移，当手推移至脐上5厘米左右的高度（水平）即停止，不要用力推向双季肋下，以免损伤肝脾。如此反复推腹十数次，可使下坠的内脏回复原位，对内脏下垂所致的腹痛和腰部胀痛有其他手法难以达到的疗效。

上述治疗腹痛的方法，可以在按摩有效时继续进行下去，直至腹痛基本停止为止。如某种手法按摩效果不明显，可将上述手法轮番施用。

按摩止腹泻

腹泻主要是指大便次数增多，一日数次或十多次，便质溏软或呈稀水状，这些症状属现代医学的急慢性肠炎。中医则可分为虚症和实症的腹泻，实症者其泻下症状猛烈，气味臭秽，且发病较急，故为急性腹泻；虚症者则泻下症状迁延日久，患者体质虚衰，故为慢性腹泻。急性腹泻的致病原因亦可分为三类（请参见"呕吐"的三种分类），若治疗不当，则可转为慢性腹泻。

对急性腹泻者应彻底治愈，否则迁延日久成为慢性，治疗就较困难了。慢性腹泻者则应持之以恒，方能见效。

按摩疗法

（1）仰卧，摩腹，既在患者腹部（以肚脐为中心）作逆时针的缓缓抚摩，用力由轻逐渐加重，时间约10分钟。完毕后再用一手食、中指在其下腹部的气海穴处作震颤法，时间越长越好。

（2）仰卧，双手由两侧束握患者腰部，两拇指分别按压脐旁的天枢穴，其余四指置于腰后。然后双手相对用力挤压腹腰，同时拇指用力按揉天枢穴，时间1～2分钟。再用拇指按揉两下肢的足三里穴约1分钟。

（3）俯卧，在患者腰骶部，用双手掌根由长强穴开始交替推至腰阳关穴，反复推20次。再用食、中指点揉长强穴1分钟，以较强的胀痛感为宜。

（4）俯卧，用捏脊法由下而上操作5遍。

（5）俯卧，用一手掌根在其脊柱两侧膀胱经作揉推，即边按揉边向下移动，由上往下反复操作5遍。

（6）俯卧，在其脾俞、大肠俞、次髎等穴各按揉1分钟。然后用一手掌横擦其脾俞节段的背部和骶部八髎穴，均以透热为度。

按摩治便秘

凡大便干燥、排便困难、秘结不通超过2天以上者称为便秘。便秘是日常生活中最常见的疾病之一，发达国家的国民患便秘的比例要比发展中国家高，而且不论西方人或东方人，女性患病率都高于男性。

生活紧张、节奏加快是造成越来越多的人患便秘的原因之一。据查，在美国，通便药是最畅销的药物之一。

便秘可分为弛缓性便秘和痉挛性便秘。弛缓性便秘是因为肠蠕动功能不佳，使食物长久滞留于肠中，水分在肠过多被吸收而造成。痉挛性便秘的起因主要是因为精神过于紧张，使肠处于过敏状态，所以大肠常会有痉挛的现象，而使食物滞留肠中。

在印度瑜伽中，认为人一天吃三顿饭就应排便三次，如每天排便一次，就已经算便秘了。

一般来讲，千万不要强忍便意。女性之所以患便秘的人多，是因为女性常有忍便的习惯。

● **按摩疗法**

（1）坐位，用两拇指轻柔地按揉面部四白穴，保持轻微的酸胀感1分钟，再按揉其两前臂的支沟穴（外关穴上3.3厘米处）1分钟。然后术者站其后，用中指按揉中府穴1分钟，并用手掌横擦其胸上部。

（2）仰卧，摩腹，力量由轻渐重，顺时针方向操作5～10分钟。然后用一掌根从上腹向下腹缓慢地推3遍。

（3）仰卧，用两侧小鱼际挤捧脐腹部的筋肉2分钟。再按揉天枢穴1分钟。

（4）俯卧，双手拇指按揉其骶部两大肠俞1分钟，刺激可稍重。然后用拳面击法击打腰骶部1分钟，着重在八髎穴处。再用一侧小鱼际在骶部八髎穴作斜擦，以透热为度。

（5）侧卧，在其腰部两侧分别采用腰椎斜扳法，以有"咔嗒"响声为宜。然后分别在前1/3脚底的内外

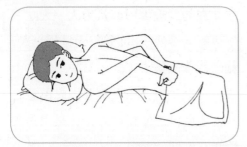

两侧，用拇指重力按揉1分钟。完毕后再进行另一侧下肢。

应注意的问题

在按摩的同时，患者也应主动配合，作一些辅助治疗。①每日晨起时饮用少量盐开水或一杯凉开水。多吃含纤维素丰富的蔬菜、水果。②养成定时大便的习惯，每天不管有无便意都按时去厕所。另外，可常做下蹲、起立动作。③切忌长期服用泻药。

胃疼的按摩疗法

胃痛，俗称心口病，是一种常见的症状，中医又称"胃脘痛"，包括急性胃炎、慢性胃炎、溃疡病等，均可引起胃痛。其主要表现为胃脘部疼痛。

急性胃炎发病较急，上腹持续性疼痛，或胃内不适，恶心呕吐，时常伴有腹泻。

慢性胃炎起病较缓，常为隐痛、胀痛、食欲减退、食后饱胀。

溃疡病为上腹有节律性的疼痛。如胃溃疡多在进食后1～2小时发作，十二指肠溃疡多在饭前1～2小时发作疼痛，当进食后，疼痛可缓解，疼痛的性质可为隐痛、胀痛、灼痛，并可放射至背部8～12胸椎区，伴有嗳气、吞酸、饱感等现象。胃溃疡的压痛点多在上腹部偏左，而十二指肠溃疡的压痛点多在上腹部偏右，这是两种溃疡的区别点。

按摩疗法

（1）仰卧，用两手拇指按压其胸骨剑突，然后沿着两侧肋缘推下来，反复20次，再从上腹部的正中线上向两旁推开，反复推20次，推时力量宜重滞，移动可缓慢。

（2）仰卧，把整个手掌（一侧）平放于其上腹部正中，然后作轻柔的顺时针环旋抚摩，约10分钟。

（3）仰卧，用拇指指腹按揉其中脘、足三里穴，力量由轻而重，按揉出酸胀感，每穴1分钟。

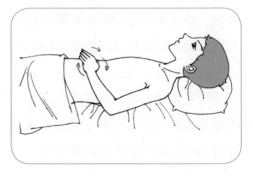

（4）俯卧，用一掌根沿其脊柱两侧由上而下各按揉5遍，并在胃俞、脾俞的位置重点按揉1分钟。

（5）俯卧，用捏脊法在其背腰部由下向上操作5遍，力度适宜，以患者略感舒适为宜。

（6）若因暴饮暴食所致者，则用力拿肩井，其作用为催吐。若因心情抑郁等引起的兼有胁痛者，可用力按揉其两足背的太冲穴1分钟。

按摩止呕吐

呕吐是一种症状，可由多种因素引起，为了准确地施治，我们将其简单地分类。读者在治疗前，则应首先判断一下患者的症状属于何种类型。

饮食不节：因为饮食不干净或不节制而引起，食物在胃中不消化，因此吐出时有酸馊腐臭味。另外还伴有不想吃东西，上腹胀满而痛等现象。

感受寒邪：因为感冒或睡觉时腹部受寒等引起。表现为突然恶心呕吐，伴有怕冷、腹部疼痛而不敢用手按压，但用热敷的方法却可以缓解疼痛。

脾胃虚弱：这类呕吐患者一般平常胃肠功能就不好，食量小，多吃一点就腹胀，很容易呕吐，吐物清稀，而且面少血色，并多见大便稀薄，倦怠乏力等多种虚弱的表现。

对患者宜多加安慰，不可过分埋怨，因为心情不愉快可加重呕吐。另外，实施治疗时应有耐心方能见效。

按摩疗法

（1）正坐，用拇指轻按在鸠尾上缓缓地按揉，时间较长，而且力量由轻渐重，直至穴位上稍有酸胀微痛感为止。

（2）正坐，用一侧大鱼际，从胸前膻中穴起，沿着正中线向中脘穴方向推动，手法轻柔而缓慢，反复推20次。

（3）正坐，用拇指按揉其两手内关穴，力量由轻逐渐加重，至有酸胀感，并保持2分钟。须说明的是：属于一类的呕吐，因系饮食不洁或进食过多所致，故不干净或过多的食物还是吐出来为好。因此在按揉内关时应加重力量，让患者感到胀痛剧烈，反射性地引起呕吐。还可以用力拿捏肩背上部，产生催吐作用。吐后患者一般都感觉轻松一些，这时可给其少许温开水喝下，然后让患者躺卧床上。

（4）仰卧，摩腹，即在其上腹部作轻柔的顺时针环旋抚摩，时间10分钟左右，以患者感觉舒服为佳。

（5）俯卧，用拇指按揉其背部

123

的脾俞、胃俞穴以轻微酸胀为度，每穴1分钟。然后用指拨法推拨其背腰部的脊柱两侧肌肉，每侧由上而下反复5遍。

（6）对于恶心欲呕的患者，尤其是属于感受寒邪情况者，可首先用一只手拳面击打其上背部，击打时力量宜重而快速，且有节奏地击打5～10次，这样可以缓解症状。

（7）用拇指按揉其两侧足三里穴，每穴均保持酸胀半分钟。若患者情志不舒畅，可如前法按揉其两侧太冲穴。

按摩排出胆结石

胆结石是指胆道系统（包括胆囊与胆管）的任何部位发生结石的疾病。胆结石的症状主要有：胆绞痛、有或无黄疸、嗳气、吞酸、腹胀、厌油食等。其中胆绞痛是最令人痛苦的。其发生大都在饱餐或进高脂肪餐后数小时内，或在腹部受到震动后发作。发作时，中上腹或右上腹开始呈持续钝痛，以后持续加重至难以忍受的剧痛。患者常坐卧不安，弯腰，打滚、哭喊，用拳头紧压腹部，疼痛常放射至右肩胛处或右肩部，痛时常伴大汗淋漓，面色苍白，恶心呕吐等。

急性发作较严重者，须尽快送医院。一般按摩治疗，对慢性阶段病症有一定作用，对有些急性发作的疼痛，也有很好的缓释效果。

按摩疗法

首先是针对急性发作的治疗：

（1）坐位，先在患者背部肝俞至脾俞的脊椎两旁，用拇指按压找到压痛敏感点，然后屈指重力点按并揉动1～2分钟。再分别在双下肢的胆囊穴（阳陵泉下3～7厘米间的敏感

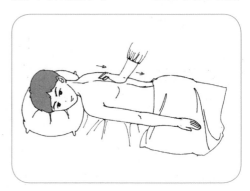

点）和足背太冲穴，用拇指重力按揉各2～3分钟。以上3个部位的刺激交替进行而且要强烈，直到患者疼痛减轻缓解为止。

对于缓解期或慢性阶段的治疗，一般是在上述治疗方法的基础上进行。

（2）坐位，用拇指按住肩后及肩胛骨，其余四指按进腋窝之中，反复拿揉肩后背部的肌肉，以右侧为重点，着力由轻渐重操作1～2分钟。再将

两手从其双侧腋下插入，在两胁肋部顺肋间隙作来回摩擦，以透热为度。

（3）俯卧，用一掌根在其背部脊柱两侧膀胱经由上而下边揉边移动，尤其在右侧肩胛骨下方着重按揉，每侧膀胱经操作 3 ~ 5 遍。对于背部肌肉丰厚的患者，则可用肘推法操作。

（4）仰卧，摩腹，重点在右上腹，手法宜轻柔，时间 5 ~ 10 分钟。然后用手掌根部作分推腹阴阳法10次，力量由轻渐重而适度。完毕再用拇指按揉双下肢的阳陵泉、足三里穴各 1 分钟，均以酸胀为度。

按摩治疗肾绞痛

肾绞痛是泌尿系结石（如肾结石、尿道结石等）所引起的一种以疼痛为主的症状。其特点是：突然发作一侧腰腹剧烈疼痛，常常使患者倒床滚动，疼痛可向患侧背部、腹部，同侧大腿及外阴部放射，一般兼有小便涩痛，量少，色黄带血，或排尿中断，尿中排出砂石等症。疼痛发作时常伴有恶心呕吐。

手法治疗本症，着重在于止痛，疼痛缓解后的排石主要还靠药物和饮水疗法，但按摩同样也有促进排泄作用。

● 按摩疗法

（1）疼痛发作时，术者用屈指点法用力点按患侧腰部的肾俞和膀胱俞，每穴半分钟，并使强烈的胀痛感保持始终。然后用拇指按揉患侧腰背部的明显压痛点，力量先轻后重，直至压痛消失或大大减轻。若伴有恶心呕吐，可按揉其双手内关穴，力量适度。

（2）俯卧，将两手掌重叠后有节律地按压其骶部 15 ~ 20 次。按压时用力要重，按压后则立即回复原位，如按弹簧一般。然后用一手掌在其腰骶部作横向摩擦，直至局部微红发热为止。

（3）俯卧，用腰椎后伸扳法操作 1 次。随即仍用一手紧压腰散部，另一手则托起一侧下肢，并作顺时针、逆时针的环旋摇动各 6 次。完毕再进行另侧。

（4）仰卧，用指揉推少腹，即一拇指从其一侧髂骨前面的骨突出部开始，顺着小腹的边缘，边揉边向下移动，缓慢地移至阴部后又从头开始，如此反复揉推 5 ~ 10 遍。再如法操作另侧。

（5）用拇指按揉其双腿的三阴交、阴陵泉穴，力量由轻而重，按揉出较强的酸胀感，并使之保持半分钟

（每穴）。

脱肛的按摩治疗

本病为排便时肛门脱出的一种病症，轻则便后自行收回，重则每当大便时，肛门脱出后不能自行缩回，而必须用手按回，一般脱出部分有黏液分泌。本病还可伴有头昏、心慌、倦怠等全身症状。中医认为本病的主要原因是气虚下陷，多见于产妇分娩时过分用力，或长期大便干燥，泻痢日久不愈以及老年人病后等。有的人身体虚弱，在站立工作过久或讲话太多，劳累后都可能引起脱肛。

● 按摩疗法

（1）仰卧，摩腹，即以肚脐为中心，逆时针环旋缓慢摩动5～10分钟。然后用拇指按揉中脘、天枢、气海穴各1分钟。再用一侧小鱼际从下腹向上边震颤边推动，缓慢地推移至肚脐为止，反复5遍。

（2）侧卧，双手拇指按压在其一侧髋骨处的腹部边缘，其余指头按在臀部及腰部，然后拇指向外拨揉腹侧肌肉，力量逐渐加重，尽量柔和地操作1分钟后再换另一侧如法治疗。

（3）仰卧，用手在其肚脐两侧

作拿揉，柔和而缓慢地用力提拿起来，持续片刻再突然放手，度复操作10次。完毕后用拇指按揉其两下肢的阳陵泉、足三里穴，较重地刺激各1分钟。

（4）俯卧，在其腰部用力作分推20次。再用两拇指分别按揉腰眼、大肠俞各1分钟，以较强的酸胀感为宜。

（5）俯卧，用拇指重力点按次髎穴1分钟，食、中指按揉长强穴1分钟。再用一侧手掌在骶部作横向摩擦，以热感深透入内为佳。

（6）坐位，用拇指按揉其头顶百会穴2分钟，意念上感觉拇指的功力吸住了百会穴。再按揉肺俞半分钟。然后术者立其后面正中，两手食、中指分别按揉胸部两侧的中府穴1分钟，最后以手掌横擦胸上部结束，仍以透热为度。

● 应注意的问题

另外，还有一个简易的辅助治疗办法，可以自我治疗。找一拳头大小的鹅卵石，置于火上烤热，用布包好放于软垫上，患者将肛门对准石头坐于其上，每日可做2～3次。

按摩治疗泌尿系统感染

泌尿系统感染以尿频、尿急、尿

痛、排尿困难为主要特征，可伴有发热、腰痛、小腹坠胀等症。其由于病菌感染肾、输尿管、膀胱、尿道等所致，为肾盂肾炎、膀胱炎、尿道炎等病的总称。一般多见于女性，尤以初婚女性为多。

手法治疗对于本病症较轻者或病初起时均有明显效果，但若病情严重以及反复发作者则最好去医院，采用抗生素治疗。

● 按摩疗法

（1）仰卧，用拇指用力按揉双下肢的三阴交、阴陵泉穴，以强烈的酸胀感为宜，每穴1分钟。

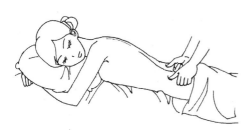

（2）仰卧，用一掌根贴在其小腹部的中极穴处，作频率较快的揉动，约2分钟。

（3）俯卧，用两手拇指同时用力按揉其脊柱两侧的肾俞穴，保持轻微的酸胀感2分钟。

（4）俯卧，用捏脊法从腰至颈肩部反复操作3遍。

（5）俯卧，将两手掌相叠按在

其骶部，然后用力作揉动，最好揉遍整个骶骨表面，时间约2分钟。再用一侧小鱼际在骶部八髎穴作斜向的摩擦，以有热感深透为佳。

（6）俯卧，术者两手轻握拳，并用拳面交替叩打整个腰骶部，即肾俞至尾骨之间的范围，时间约1分钟。

截瘫的按摩疗法

截瘫是由于各种原因造成脊髓组织的受损，引起下半截身体瘫痪，最常见的病因是外伤引起。本病的症状很多，主要表现有：瘫痪的下半截身体没有感觉（即痛觉、触觉、温度觉等），不能活动。临床上还把截瘫分为痉挛性和弛缓性，前者表现为肌肉无明显萎缩，肌肉张力较强；后者则见肌肉明显萎缩，肌肉张力较低或消失。另外还将截瘫根据其损伤程度，分为完全性和不完全性截瘫（即有一点感觉和活动）。鉴于截瘫的临床分类，按摩手法也有一定要求，对弛缓性截瘫手法宜重，时间宜短；对痉挛性截瘫手法宜轻柔，时间长一些。一般对不完全性截瘫，按摩治疗效果较好。在治疗中，手法操作要从近端开始，再依次至远端，且只能在截瘫病情稳定后，才给予按摩。

（1）俯卧，在背腰部脊柱两侧，由上向下先用掌根揉推各2遍，力量稍重，再用拇指一边按揉背俞穴，一边揉推各2遍。然后用双手掌在损伤以下背腰部节段，稍用力的作分推法，反复3遍。

（2）俯卧，以拇指按揉脊柱两旁的压痛点、肾俞穴各1分钟，其后弹拨指下筋肉数下。再肘压环跳穴1分钟，点按承扶、委中、承山各半分钟。然后在整个下肢后侧用双手拿揉，由大腿至跟腱反复5～7遍。

（3）仰卧，将患者双下肢屈膝，以双手扶压住屈曲的双下肢膝部，然后分别向两侧做环旋形缓慢摇动，幅度逐渐加大，以患者能忍受为度。再将下肢稍用力压向腹部。

（4）仰卧，在下肢前部由上向下用双手做拿揉法，重点是拿揉血海和梁丘、阴陵泉与阳陵泉，反复5～7遍。其后双手搓揉膝部，沿小腿前外侧拇指揉推，由膝至踝关节，经足三里穴时稍重力按揉，反复3～5遍。

类风湿的按摩治疗

类风湿是一种原因不明的，以关节炎症状改变为主的慢性全身性疾病，起病缓慢，但病程很长，成阶梯状的进行性加重，开始发病的年龄在20～40岁，以女性多见。先为1～2个小关节肿大，主要在手指近侧指间关节，逐渐发展为对称性关节肿大，成棱形状态，受累关节越来越多，关节疼痛，活动受限，发展到最后多遗留僵硬或畸形。患者还可伴有轻度贫血，情绪低落，不规则发热，脉搏加快等现象。

目前在临床上，对于类风湿还没有什么特效的办法，主要还是针对症状进行治疗，而按摩对于缓解症状，恢复关节的功能，具有极大的帮助。

对本病的治疗应是全身性的，重点在局部。局部以外的手法宜重，但不可粗暴。而治疗的患者以早期治疗效果为佳，晚期出现关节僵硬畸形者，疗效较差。

（1）俯卧，在患者整个背腰部的夹脊穴，用拇指由上向下，边按揉边拨动筋肉，反复稍用力的操作3遍。再用肘部在脊柱两侧，由上向下用力推动1～3遍（抹些油以润滑），以患者能忍受为度，然后用手掌沿督脉、膀胱经反复上下擦动，使患者体内感到有很强的热刺激。

（2）坐位，拿风池、颈项约3分钟，力量稍重，再分别拿揉两肩片刻，又拿上肢反复7～9遍。然后分别以中指点按缺盆、极泉穴，拇指按揉曲池、内外关、合谷穴各半分钟。

（3）坐位，将患者腕关节拔伸1～2分钟后，进行左右摇动，用拇指在前臂中间反复揉推3～5遍，再以双手拇指在手背和手掌用力推揉各10次，然后反复捻搓各手指，病变手指重点治疗，约10分钟，将患者手指末节夹住，稍用力拔伸并摇动。

（4）坐位，叫患者上肢放松，自然悬垂在身旁，术者由肩向下反复搓揉3～5遍，再进行上肢牵抖法操作，约抖动1分钟。

（5）俯卧，用肘部压患者环跳穴，稍用力约1分钟，再用拇指按揉承扶、委中穴各1分钟，拿大腿后侧并移向小腿，再变换成拿跟腱操作，稍用力反复5～7遍。

（6）仰卧，拿下肢前侧稍用力操作5遍后，以双手掌搓揉膝关节1分钟，点揉下肢阳陵泉、阴陵泉、解溪、太冲穴各半分钟，将下肢抬起反复做屈伸运动，然后拔伸踝关节一定程度，进行左右摇动、扳动操作，推抹脚背部10次，再反复捻动脚趾5分钟。下肢部的治疗，可参照膝关节、踝关节病的治疗方法。

按摩治贫血

贫血是指人体血液内的血红蛋白及红细胞减少，低于正常水平。其有轻重程度之分，重者表现出明显的临床症状，如头晕、耳鸣、眼花、倦怠乏力、心慌、失眠、短气、食欲减退、面色黄或苍白等等。轻者则可以没有临床症状，只是在查血时才知道自己贫血。

◆ 按摩疗法

（1）仰卧，用拇指按揉其下腹的关元、气海，双下肢的血海、足三里、三阴交穴，每穴1分钟，力量稍轻，但让患者也应有轻微的胀感，缓缓地揉，每分钟80～90次。

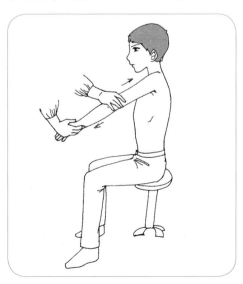

（2）仰卧，摩腹，着重在肚脐以上的上腹部，作顺时针方向的环旋摩动，轻缓地操作5～10分钟。

（3）俯卧，用一掌根按揉其脊柱两侧的背部肌肉，按揉时力量适度，不宜太重，揉动较慢，移动更慢。先从颈肩上开始，逐渐下移至腰骶部为止，每侧肌肉操作3遍。然后用捏脊法从下往上轻柔地操作5～10遍。

（4）正坐，作开天门，推坎宫各1分钟。前者手法宜轻快，后者手法宜重滞、缓慢，以患者有轻微胀感为佳。然后用梳法从其前发际开始由前往后操作1分钟，以患者感觉舒适为宜。

（5）正坐，两上肢自然下垂，术者用搓法从肩至腕各作3遍。

按摩治冻疮

冻疮常发生在手、脚和耳朵等部位，首先是皮肤上有一块大小不等、稍高出皮面的红斑肿块，颜色暗红，发痒或作痛，逐渐变青紫，出现水泡，其破裂后渗出液体，干燥后即结痂，严重者溃烂不愈。造成的原因是气候寒冷、受风、受潮，加之自身体质虚弱，局部静止少动等而引起的血脉淤阻。

冻疮的按摩治疗主要以早期治疗为佳，若晚期出现水泡或溃烂，则局部禁止按摩。特别是有的人，一进入冬天就会生冻疮，建议您在未生冻疮以前每天坚持本篇所述的方法进行按摩，将会起到很好的预防效果。

 按摩疗法

（1）坐位，用手掌在其背部脊柱由上往下作来回摩擦，以透热为度。再在其胸上部作横向摩擦，仍以透热为度。然后用拿肩井法操作3分钟。

（2）坐位，两手掌相对挤按住其肩部，作搓揉半分钟，然后从肩至腕用搓法操做2遍，再用较重力的理法在同样部位操作5～7遍。完毕后用同法在另一上肢操作。

（3）在患者的手背和手掌，分别用两拇指交错地做来回推抹，每面1分钟，两手共4面。然后将其手腕边拔伸边做环旋摇动1分钟。

（4）将患者的各手指用捻法操作2～3遍，着重在有冻疮的的手指，从上下左右各方向反复捻搓，以发热为宜。再对其患指进行拔伸摇动约半分钟。

（5）用拇、食指夹捏患者的耳朵，在外耳轮由上向下做轻柔的捻搓5～8遍，再捏住耳垂向外下方稍用力拉扯5～10下。

（6）仰卧屈膝，用拇指在其小腿前外侧由上往下边揉边移动，反复3遍。然后用手掌摩擦其脚背，以发热为度。

（7）仰卧，先摇动踝关节半分钟。再用拇、食指捻搓脚趾，重点在有冻疮的脚趾，约5分钟。最后在冻疮红肿处涂抹油脂，用手掌或手指进行摩擦，以透热为度。

应注意的问题

（1）平时注意对易出现冻疮的部位进行保暖，常涂抹一些油脂。若外出回来后，有冻疮的部位冰凉甚至冷痛，此时绝不要用热水浸泡或直接烤火，也不能在冻疮局部擦搓，应让其自然回温一定时间后，再进行上述方法。

（2）常患冻疮的人，一般都说明其缺乏锻炼，或衣服穿得不够暖和以及衣、袜、鞋穿得太紧等，所以应注意这方面的因素。

（3）易患冻疮的人，可长期坚持洗冷水（从夏天开始锻炼），或用生姜擦易生冻疮的部位。

按摩治疗肩周炎

肩周炎又称"漏肩风"、"五十肩"，系因身体虚弱、劳累过度，或睡时露肩而感受风寒，久居潮湿之地以及肩部外伤后复感风寒等原因所致。发病年龄多在50岁左右。其症状主要有：肩关节（多为一侧）酸楚疼痛，由阵发性发展到持续性疼痛，并逐渐加剧，昼轻夜重，常因疼痛影响睡眠，疼痛还可向颈部和肘部走窜，到后期则出现肩关节活动受限，不能完成穿衣、梳头、背手等动作，病程长者可引起肩部肌肉萎缩。

按摩疗法

患者端坐于方凳上或卧位，术者站于其旁。

（1）用双手掌相对揉肩关节的前后侧和用前臂揉肩关节的外上方数次。

（2）用双拇指在肩部周围的痛点处做拨揉法数次。局部可出现酸胀感。

取穴：云门、抬肩穴、肩髃、肩贞、天宗、曲池、条口以及肩部的阿是穴。

（3）根据肩关节功能受限的方向及程度，可适当选用局部的摇动、内收、外展、内旋、外旋等运动法。

按摩治疗小儿消化不良

消化不良为小儿常见的疾病，多发于夏秋季。常因喂养不当，饮食过度和吃不易消化的食物，均可影响肠胃的消化功能而引起本病。细菌和病毒的感染，也常是导致本病的一个因素。主要症状有：每月腹泻数次，大便呈蛋花水样或带黄绿色，并混有少量黏液。常伴有食欲不振、呕吐、腹部隐痛、发热、消瘦等症状。

按摩疗法

（1）患儿俯卧，术者站于其旁。用捏脊法，从长强至大椎，捏5~7次。当最后一次捏到大肠俞、胃俞、肠俞时可用提法，同时可听到响声。

按揉：脾俞、胃俞。

（2）患儿仰卧，术者站于其旁。用手掌推揉腹部数次。

按揉：水分、天枢、足三里。

上述手法有调节胃肠功能、健脾止泻的作用。

按摩治疗宝宝夜啼

夜啼是指半岁以内的小儿白天如常，每到夜晚则间歇啼哭，甚至通宵达旦，啼哭不止。

婴儿啼哭是表达其某种意愿的信号，多因生后护理失宜，如有饥饿、闷热、虫咬、尿布浸湿、包扎过紧等情况，或因腹痛、发热、感冒等情况。

推拿治疗主要针对脾寒、心热、惊恐、食积所致的夜啼。脾寒则气血凝滞，腹痛而啼；心热则扰乱心神，神扰而哭；暴受惊恐，心志难宁，神不守舍而泣；乳食积滞胃脘，胃不和则卧不安。

病　因

（1）脾寒型：面色白或青，神疲困倦，四肢不温，啼哭声细，哭时曲腹，喜用手按其腹，得温则哭止，或有腹泻。

（2）心热型者：面红目赤，烦躁不安，哭声响亮，厌见灯光，喜仰卧，便秘，小便短赤。

（3）惊吓型：面色乍白乍青，惊惕不安，每闻响声而啼或梦中啼哭，声惨而紧，喜家长抚抱而睡。

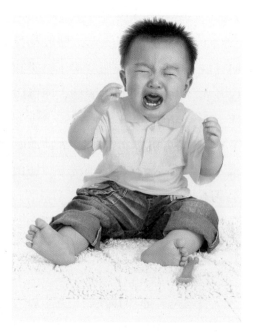

（4）食积型：厌食吐乳，嗳腐泛酸，腹痛胀满，睡卧不安。

● 按摩疗法

按揉百会 100 次，清心经 300 次，清肝经 300 次，掐揉小天心 50 次。

（1）脾寒者加补脾经 300 次，清天河水 100 次，退六腑 100 次。

（2）惊恐者加掐肝经 5 次，掐心经 5 次，掐精宁 5 次。

（3）食积者加清脾经 100 次，清大肠 300 次，揉板门 100 次，运内八卦 100 次，推下七节骨 50 次。

小儿便秘的按摩治疗

便秘是指大便秘结不通，或排便时间间隔过长，或虽有便意而排出困难者。表现为大便干燥、坚硬、量少，呈栗子状或排便艰难。便秘是一种症状，许多疾病都能造成小儿便秘的发生。如因饮食不当或患有营养不良性疾病，肛门疾患、先天性畸形及肠道受压等均可引起本症。但由于小儿个体习惯与体质不同，排便次数差异较大，因此根据大便性质来判断小儿有否便秘，较排便次数更为合理。对排便时间间隔稍长，但大便不坚硬，排便无困难者，不当做便秘处理。

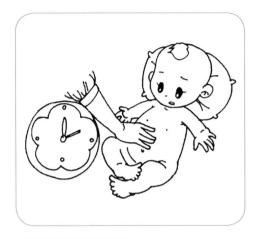

● 按摩疗法

（1）患儿仰卧于治疗床上，术者坐于患儿右侧，摩腹 5 分钟，揉天枢（左）5 分钟，揉中脘 3 分钟，按揉足三里 20 次。

（2）患儿俯卧于治疗床上，术者坐于患儿右侧，推下七节骨 400 次，揉龟尾 400 次。

（3）实秘者，加清天河水 300 次，退下六腑 300 次，清补脾各 200 次，清大肠 300 次。

（4）虚秘者，加推上三关 300 次，补脾 300 次，清大肠 200 次，补肾经 300 次；然后揉肾俞 20 次，捏脊 5 ~ 7 遍。

● 应注意的问题

对有便秘的小儿，要调整饮食，改变偏食习惯，多吃带有纤维素的蔬菜和水果，养成按时排便的习惯，并进行适当的体育锻炼。如因其他疾病引起的便秘，则需检查出原发病变，针对病因进行治疗。

小儿尿床的按摩治疗

3岁以上儿童在夜间睡眠中经常将小便尿在床上，醒后方知，即属此病。至于3岁以下的幼儿因正常的排尿习惯尚未形成而尿床者，不属此病。

本病主要表现为，在睡觉过程中遗尿，多在半夜或清晨，轻者数夜一次，重者一夜数次。本病多见于儿童，也可见于少数成人。病程久者还会出现面色苍白、萎黄、全身无力、四肢发凉，精神呆滞、智力相应减退等症。多因体质虚弱，泌尿生殖器畸形、隐性脊柱裂、大脑发育不全等先天性疾病，以及泌尿系感染、寄生虫病，脊柱或颅脑受伤、发育和营养不良均可导致大脑的功能紊乱、脊髓的反射弧失常而出现夜尿。

按摩疗法

（1）患儿仰卧，两膝屈曲，术者站于其旁，用手轻揉小腹部数次（事先要排空大小便）。

（2）用拇指或中指按压中极、关元、大赫。当尿道处有胀感传导时

并配合震颤法，反复操作2～3次。

按揉：夜尿穴、行间、三阴交。

（3）患儿俯卧，术者站于其旁，用手掌揉腰骶部数次。

按揉：命门、肾俞、膀胱俞。

上述手法有增强膀胱的约束能力，以达到正常的控制排尿功能。

应注意的问题

（1）积极引导和训练儿童养成按时排尿的习惯。饮食起居要有规律，不要过度疲劳。

（2）已发遗尿的患儿，除给予积极的治疗和适当的营养外，晚饭要少吃或不吃流质食品，最好少饮水。

（3）家长在夜间要按时叫起排尿。

（4）可用夜尿宁、混元丹等药物及针灸配合治疗。

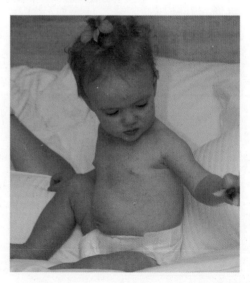